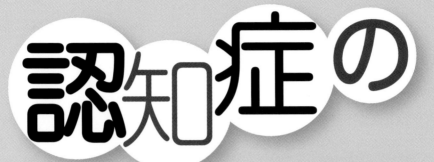

本人・家族の困りごとを解決する
医療・介護連携の秘訣

初期集中支援チームの
実践**20**事例に学ぶ

山口晴保＋山口智晴 編集
前橋市認知症初期集中支援チーム 著

協同医書出版社

装幀　岡　孝治

はじめに

　当研究所の認知症疾患医療センターの外来は、医師、臨床心理士、認知症看護認定看護師、精神保健福祉士らが協働していますが、もの忘れがあったり計画を立てられなくなった方、道がわからなくなった方、そして、前よりも怒りっぽく、疑いやすくなった認知症の方を連れて診察に来る家族が年々増加しています。こうしてご家族と一緒に外来に来られる方はそれなりの介護がなされているわけですが、自分が認知症とわからず、地域や家庭でいろいろな人に迷惑をかけているお年寄りも少なくありません。

　こうした認知症の方々を作業療法士や看護師、社会福祉士、介護福祉士などが訪問して医療や介護に結びつけ、地域で認知症の方も安心して自分らしく暮らしていけるようにサポートする「認知症初期集中支援チーム」が、2013年（平成25年）から全国14カ所でモデルケースとしてスタートしました。その一つが私たちの住む前橋市で発足し、地域包括支援センター西部に事業が委託され、医師、作業療法士、社会福祉士、看護師、介護福祉士がメンバーとなり、受託した地域包括支援センター西部の主任ケアマネジャーがサポーターになりました。

　外来に診察に来られる認知症の患者さんとは違って、自分が認知症に陥っている自覚のない方を訪問するのですから、玄関先で断られたり、なかなか面接ができなかったりする困難を乗り越えてご家族や地域の方々からの情報を集め、その結果をチーム員会議で報告し合うことになりました。その状況を詳しく聞き、助言していただいたのが、チーム医師の山口晴保さんであり、実際に訪問を始めたのは作業療法士の山口智晴さん、堀口布美子さん、社会福祉士の狩野寛子さん、介護福祉士の栗本久さんでした。現在は、看護師の上山真美さんと小山晶子さんが加わっています。チーム員会議では、家族を困らせたり、地域の人々に迷惑をかけ、お世話になったりしているお年寄りが何とか主治医の診療を受けるよう、あるいは介護保険サービスにつながるよう、話し合ってきました。こうして、3年の間に150例を超える方々を支援し、多くが医療や介護保険サービスにつながり、地域で安心して暮らしていけるようになりました。その関わり方のスキルをこの本から汲み取っていただければ幸いです。

　超高齢社会に生きる私も、明日は我が身がお世話になるかと思っている次第です。

2017年2月
公益財団法人老年病研究所　前橋市地域包括支援センター西部
センター長　髙玉真光（チーム医師）

本書の使い方

　2015年1月に発表された認知症施策推進総合戦略（新オレンジプラン）では、「認知症の人の意思が尊重され、できる限り住み慣れた地域のよい環境で自分らしく暮らし続けることができる社会の実現を目指す」ことが基本目標とされています。この国家戦略の七つの柱の2番目に、「認知症の容態に応じた適時・適切な医療・介護等の提供」という柱があります。「発症予防（発症前）→発症早期→急性増悪期→中期→人生の最終段階」という進行ステージの中で、①容態の変化に応じて医療・介護などが有機的に連携し、適時・適切に切れ目なく提供されることと、②早期診断・早期対応を軸とし、妄想・うつ・徘徊といった認知症の行動・心理症状（behavioral and psychological symptoms of dementia：BPSD）や身体合併症などが見られても、医療機関・介護施設などでの対応が固定化されないように、最もふさわしい場所で適切なサービスが提供される循環型の仕組み、の二つが基本的な考え方として示されています。そして、さらに「早期診断・早期対応のための体制整備」の一つとして「認知症初期集中支援チームの設置」が挙げられ、2018年度からすべての市町村で実施されます。

　この戦略では、認知症初期集中支援チーム（Initial-phase intensive support team for dementia；以下、支援チーム）は、本人と家族を、認知症初期に集中的に支援することとなっています。英国のシステムを原型に導入されたもので、認知症と診断された早期から、医療・ケアのスタッフが集中的に家庭に入り込んで、医療・ケアの体制を築き、BPSDを予防して、認知症をもちながらも人間らしく生きることを支援します。

　日本では、認知症は早期診断・早期対応が必要だというコンセンサスのもとに（これが必ずしも適切でない場合もある）、保健担当者が地域の中の認知症の人を掘り起こしてなるべく早期に発見して、受診や介護につなげることが支援チームの主目的とされています。しかし、支援チームの有効性を肌で感じられるのは、顕著なBPSDや介入拒否によって介護・介入が困難な事例への対応で、問題が解決・改善したときです。

　この点を踏まえて、本書では、《どうやって受診や介護につなげるか、そして、つながれば支援チームの仕事は終わり》という通常の（実施要綱通りの）スタンスではなく、《本人と家族は何に困っているか、どうしたらその困難を解決できるか、そして、どうしたら地域で穏やかに自分らしく暮らし続けることができるか》というスタンスで利用者に向き合い、「住み慣れた地域の中で本人と家族が笑顔で暮らし続ける」ことを願って活動してきた前橋市での体験をもとに、普遍化した「認知症の人とその家族への問題解決の関わり方」を提案します。

認知症初期集中支援推進事業は、2013（平成25）年度に全国14市区町村でモデル事業として開始され、2014（平成26）年度からは全国108市区町村にて展開されました。支援チームの運営については、チーム員研修や実施要綱などが定められているものの、設置される市町村の人口規模や社会資源の種類、支援チームの設置機関やチーム員の職種によって様々な運営形態があります。前橋市は、2013年度のモデル事業から支援チームを結成して3年以上の経験を積み重ねてきました。この経験の中から、厚生労働省の実施要綱には書いていない、実際に運営するときのコツを本書にまとめました。事例を多く取り上げ、困難にどう立ち向かうかについて、いろいろな工夫を書いています。本書を全国の支援チームでお役立ていただければ嬉しいです。

　本書は支援チームだけでなく、地域包括支援センターが対応する種々の事例の中で突き当たる困難にどう立ち向かうかという点でも役立つ本です。地域包括支援センターのスタッフ、特に認知症地域支援推進員に読んでもらいたい本です。支援チームに限らず、認知症医療のアウトカムは何か、認知症ケアのアウトカムは何か、どんな基本姿勢で認知症の人とその家族に向き合うべきかという基本が書かれているからです。

　支援チームの具体的な運営手法や実績については「運営・実施マニュアル」（前橋市認知症初期集中支援チーム　H25年度　設置促進モデル事業実施報告書）としてまとめ、すでに前橋市のホームページ上で無料公開しています。しかし、本書はマニュアルではありません。実際の事例に関わった経験やチーム員会議での検討の中から得た、種々の対応アイデアを満載しています。どれがうまくいくかは人それぞれですが、技の引き出しをたくさんもっていれば（ドラえもんのポケットのように）、いろいろ試す中でうまくはまる方法に出会える確率が高まります。本書の読者が、次から次へとアイデアが出てくる「ドラえもんの四次元ポケット」を手に入れていただけたら、嬉しい限りです。

　前橋市の支援チームも試行錯誤から一定の方法を作り出してきました。全国の市町村で本事業が展開されるようになると、新たなチームがそれぞれの地域特性の中で試行錯誤を繰り返し、それぞれの運営スタイルを作り出していくと思います。そのときに、本書で示した「認知症の人とその家族への問題解決の関わり方」が参考になると思います。そして、本書をベースにそれぞれの地域特性に合った工夫を加えることで、より早く、よりよく支援チームの運営ができるようになるよう、ぜひ本書をご活用ください。

　なお、本文の中で「地域支援事業実施要綱」から引用した部分は実線で、「認知症初期集中支援チーム員研修テキスト」から引用した部分は破線で囲いました。

前橋市認知症初期集中支援チームを代表して
山口晴保（チーム医師）

目次

はじめに　i
本書の使い方　iii

第Ⅰ部　総論 …………………………………………………………………… 1

1. 認知症初期集中支援推進事業実施における基本的な考え方
   　―早期支援と危機回避支援―　2
   - 1-1　早期支援（早期診断・早期対応）　3
   - 1-2　危機回避支援　6
   　　　［サイドメモ］認知症とは　7
   - 1-3　支援の成果　7
2. 「単純な医療や介護への結びつけ」ではなく、困りごとの解決　9
   　　　［サイドメモ］BPSDを予防する介護者教育が必須　11
3. 支援チームの設置・構成と依頼方法　13
   - 3-1　支援チーム設置場所　13
   - 3-2　チーム員の職種　14
   - 3-3　チーム医師　15
   　　　［サイドメモ］認知症サポート医がいない　16
   - 3-4　支援チームへの依頼ルート　16
4. 依頼からモニタリングまで　17
   - 4-1　訪問評価前に行うこと　18
   - 4-2　初回訪問時に行うこと　18
   - 4-3　チーム員会議で行うこと　19
   - 4-4　再訪問で行うこと　19
   - 4-5　最終評価と引き継ぎ　19
   - 4-6　モニタリング　20
5. 対象者の選定が難しい　21
6. 次のステップ―リソースの活用、地域連携―　22
   　　　［サイドメモ］認知症地域支援推進員の活動内容　23
   　　　［サイドメモ］認知症カフェ　23

第Ⅱ部　依頼からアセスメントそして対応　……………………………… 27

1. 依頼から訪問まで　28
    1-1　事前情報収集　28
    1-2　チーム医師との連携　29
    1-3　主治医／かかりつけ医との連携　29
    1-4　訪問の調整　29
2. 家の中に入り込む技　30
    2-1　訪問を納得できるわかりやすい説明　30
    2-2　好意を生む雰囲気　31
    2-3　焦らずゆったり　31
        ［サイドメモ］突破口　32
3. アセスメント　34
    3-1　観察からアセスメントする　36
        1）屋外の観察
        2）屋内の観察
    3-2　アセスメントする環境をつくり出す　39
    3-3　身体機能のアセスメントと疾患特異的なサインに気づく　39
        ［サイドメモ］疾患特異サインを見落とさない　42
    3-4　認知症の行動・心理症状（BPSD）を捉える　42
        ［サイドメモ］BPSD　44
    3-5　生活障害と脳機能障害を結びつけて評価する　44
    3-6　効果評価のための指標　45
        1）前橋市の成果
        2）全国246例の成果
4. 誰が何に困っているの？　47
    4-1　"問題"とは何か　47
    4-2　誰にとって何が問題なのか　47
    4-3　何が問題の本質なのか　49
        ［サイドメモ］常識が問題を引き起こす　50
5. 代表的な「困りごと」を考える　52
    5-1　注意・実行機能障害を背景とする生活障害　52
        1）調理の段取りが難しい
        2）火の元の管理が困難
        3）入浴を嫌がる
        4）食にまつわる困難
        5）運転したがる

　　　　　6）服薬管理
　　5-2　記憶障害　56
　　5-3　社会脳（関係性の認知機能）の障害　57
　　5-4　もの盗られ妄想　59
　　5-5　嫉妬妄想　60
　　5-6　幻視や誤認　61
　　5-7　徘徊や無断外出　63
　　5-8　消費者被害　64
　　5-9　病気と向き合う　66
6.　困りごとの背景にある不安への対応　67

第Ⅲ部　認知症初期集中支援チームで実際に関わった20事例 …………… 71

1.　本人の拒否などが問題の場合　73
　　事例1　「人のことを勝手に認知症扱いして！もう二度と医者になんて行かないわ！」
　　　　　　受診と服薬を拒否　〜確定診断よりも穏やかな夫婦生活を大切に〜　73
　　事例2　「俺はそんな老人が集まるところなんて行かない。何にも困ってないんだよ！」
　　　　　　医療・介護を拒否　〜情報を絞って混乱を防ぎ、段階的に利用促進〜　78
　　事例3　「わたしゃどこも悪くないから、医者になんか行かないよ！」
　　　　　　医者嫌い・外出嫌いから楽しい日々へ　〜適切な誘導で医療・ケアを受容〜　83
　　事例4　「うちは妹が手伝ってくれるから、ヘルパーなんていらないですよ」
　　　　　　入浴拒否は無料の足浴からチャレンジ！もの盗られ妄想には写真で納得！　87
　　事例5　「そんなに困ってること、ありませんけど」
　　　　　　受診拒否！デイサービス拒否！　〜家族の協力で往診から定期受診へ〜　92
　　事例6　「私たち特に困っていないので結構ですよ」
　　　　　　「楽しそう」が鍵　〜認知症カフェ利用から介護サービス導入へ〜　96
　　事例7　「おまえが財布を盗ったって、怒鳴るんですよ」
　　　　　　妻の行動変容でBPSD改善　〜「私の関わり方が大切」と気づく〜　101
2.　介護家族の対応などが問題の場合　105
　　事例8　「わかっちゃいるけど、つい怒っちゃうんだよ」
　　　　　　職人気質で虐待疑いの夫への支援　〜訪問系サービスでレスパイト〜　105
　　事例9　「こいつにはガツンと強く言ったほうが効くんだよ」
　　　　　　強く叱る介護者への指導　〜ねぎらいと妻の感謝を伝えて変化を促す〜　110
　　事例10　「父の認知症が進んじゃって大変なんです！」
　　　　　　特徴的なパーソナリティーの親子　〜問題の所在は長女〜　114
　　事例11　「認知症の母の暴言がひどくて、もう限界です！」
　　　　　　娘の訴えに支援者側が惑わされた　〜母娘関係への対応〜　119

3. 服薬内容や周囲のおせっかいなど、その他の問題　123

　事例12　「車の鍵をよこせ！」
　　　　　運転の取りやめに家族が奮闘 〜ドネペジル処方中止で攻撃が落ち着く〜　123

　事例13　「ご飯食べさせてちょうだい」
　　　　　頻回の押しかけに近隣住民が困惑 〜本人の特技を活かしてサービス利用へ〜　129

　事例14　「できなくなったら皆さんのお世話になりますから」
　　　　　介護サービス拒否で困っている支援者 〜本人のペースを尊重する〜　133

　事例15　「このままここで暮らしていきたいね」
　　　　　認認介護に戸惑う家族 〜安心して暮らせるために家族の支援を引き出す〜　137

　事例16　「この子の面倒は私がちゃんと見てるから大丈夫です」
　　　　　周囲との関わりを拒否する姉妹 〜若い男性との談笑が関わりの糸口〜　141

　事例17　「薬がなくなっちゃうんですよ」
　　　　　妄想性障害で周囲を振り回す 〜医療・介護連携で在宅生活継続〜　146

　事例18　「一人が気ままでいいのよ」
　　　　　施設を1週間で拒否退所 〜地域ケア会議からの地域連携で独居継続〜　151

　事例19　「たまに手が出ることはありますけどね」
　　　　　一人で介護する家族への対応 〜虐待か？ ケガか？ どこまで踏み込むか？〜　155

　事例20　「あんたのほうがおかしいから病院に行け！」
　　　　　夫に言いがかりをつける妻 〜認知症/MCIがもたらす関係性の障害〜　159

第Ⅳ部　チーム員会議の討議方法　165

1. チーム員会議で議論すべきこと　166
　　　［サイドメモ］和やかに討議する秘訣　168
2. チーム員会議の運営方法　169
　　2-1　頻度や構成メンバーなど　169
　　2-2　資料の作り方　170
　　2-3　チーム員会議の進め方　171
　　2-4　医師の役割　172
　　　　1）病型や重症度の判断
　　　　2）薬剤のチェック
　　　［サイドメモ］アルツハイマー型認知症治療薬の限界と医師の処方裁量権　174
　　2-5　情報通信技術（ICT）の活用　175
　　2-6　行政の立場から　175
　　　［サイドメモ］認知症初期集中支援チーム検討委員会　177

第Ⅴ部　「認知症初期集中支援チーム」の立ち上げと運営　……………… 179

1. スタートアップ　180
2. 設置場所　181
3. 窓口としての地域包括支援センターとチーム員の連携　182
4. 医師会との連携の仕組みづくり　184
5. 市民周知　187
6. 行政との連携　188
    6-1　チーム員会議について　188
    6-2　国への事業報告や今後の展開　189
7. 補遺：専門職へのメッセージ　191
    7-1　看護職の読者へ　191
    7-2　作業療法士の読者へ　192
    7-3　社会福祉士・精神保健福祉士・介護福祉士の読者へ　193
    7-4　介護支援専門員（ケアマネジャー）の読者へ　194

おわりに　199
執筆者一覧　201
索引　203
巻末資料　207

I 総論

認知症初期集中支援推進事業の基本的な考え方である早期支援と危機回避支援の解説から、地域の中で暮らす認知症で困っている人たちをなるべく早期に発見して、その困りごとを解決し、穏やかでその人らしい在宅生活を支えるための基本的な考え方を示しました。また、支援チームのスキーム（実際の支援の流れ）も示しました。対象者の選定といった、支援チームへの依頼にあたって地域包括支援センターが感じる困難にも答えました。この第Ⅰ部を読むことで、支援チームの全体像をつかむことができます。

1 認知症初期集中支援推進事業実施における基本的な考え方
―早期支援と危機回避支援―

　認知症初期集中支援チームとは、《認知症になっても本人の意思が尊重され、できる限り住み慣れた地域のよい環境で暮らし続けることができるように、高齢者が暮らす地域の中で、認知症の初期支援を包括的・集中的に行う多職種協働支援チーム》です。この専門職で構成される支援チームは、地域包括支援センターなどに配置され、家族の訴えなどにより認知症が疑われる人や、認知症の人およびその家族を訪問して観察・評価し、家族支援などの初期の支援を、専門医療機関やかかりつけ医と連携しながら、包括的、集中的に行います。また、対象者が必要な日常生活支援や日常診療に結びつくように支援を行い、介護支援専門員（ケアマネジャー）などに引き継ぐという個別支援を行います。

認知症初期集中支援チームの定義（実施要綱にほぼ一致）

> 複数の専門職が家族の訴え等により認知症が疑われる人や認知症の人（以下「訪問支援対象者」という。）及びその家族を訪問し、アセスメント、家族支援などの初期の支援を包括的、集中的に行い、自立生活のサポートを行うチームをいう。

（チーム員研修テキスト[1]より）

　認知症初期集中支援チームの「初期」という言葉は、①認知症発症早期の意味だけでなく、②認知症の人へ関わりの初期（ファーストコンタクト）という意味をもちます。よって、認知症のステージが中期であっても、これまで医療や介護との接触がなかった人が対象に含まれます。また、「集中」については、おおむね6カ月を目安に本格的な介護サービスや医療につなげていくことを意味しています。支援チームの活動開始時に

は上記②が中心となっても、将来的に早期対応、早期支援機能が充実するなど地域のケアパスが定着すれば、上記①の対象者が増えてくることが予想されます。

オレンジプラン（平成25年度からの認知症施策推進5か年計画）の中で、「危機」が発生してからの「事後的な対応」ではなく、「危機」の発生を防ぐ「早期・事前的な対応」を基本とする事業の必要性が強調され、その一つとして提案されたのが、英国のメモリーサービスをモデルとする「認知症初期集中支援チーム」でした。ゆえに、本事業の目的は、①早期支援（早期診断・早期対応）と②危機回避支援、とされています。まず、この点について議論しましょう。

1-1　早期支援（早期診断・早期対応）

認知症は早期に発見して医療に結びつけることが大切だと世間で認識されるようになり、地域包括支援センターなどの職員もこれが正しいと信じていると思います。そして、地域での認知症発見にエネルギーを注いでいる市町村も多いでしょう。しかし、認知症の大部分は脳の変性疾患で、しかも老化が最大の危険因子だという点と、これら変性疾患の根本的治療薬はいまだ開発されていないという点を理解しておく必要があります。基本的に、早期診断・治療が有効なのは、根本的治療法がある病気です。認知症の多くは早期発見・治療しても徐々に進行して死に至ります。アルツハイマー型認知症治療薬も進行を止めるのではなく遅らせるだけと、効果は限定的です。しかも、これまでの治療を振り返った最近の総説[2]では、85歳以上の高齢者では副作用が増え、メリットがデメリットを上回るエビデンスはない、また、進行した例でもメリットがデメリットを上回るエビデンスはないと示されています。逆に、アルツハイマー型認知症治療薬であるコリンエステラーゼ阻害薬を服用したゆえに、易怒性などの認知症の行動・心理症状（behavioral and psychological symptoms of dementia：BPSD）が悪化して本人・家族が困るケースも頻発しています。そして、そのことを知らないかかりつけ医が多いのも現実です。

軽度認知障害（健常と認知症の中間；mild cognitive impairment：MCI）のステージなら認知症への進行を遅らせることができるので、早期発見が有効だという反論もあるでしょう。しかし筆者は、MCIを見つけ出すことに費用をかけて、さらに、進行を防ぐために専門職が関わって運動や生活指導などの介護予防教室を行うことに費用をかける（ハイリスクアプローチ）のではなく、高齢者は誰もが運動が必要で、MCIの人もそうでない人も含めて皆が集会所などに集まり、ご近所同士で仲良く運動するような費用をかけない仕組み（介護予防ボランティアを活用したポピュレーションアプローチ）が有

効だと考えています。

　もちろん、若年性であれば、できるだけ早期に診断して、治療だけでなく生活全般の支援、場合によっては就労支援も必要です。一方、90歳を超えた方を早期に発見して医療に結びつけ、認知症のレッテルを貼る必要があるのかという問題があります。発症年齢や病型、病期（ステージ）に応じて適切な対応をすべきで、一律に認知症の早期発見を唱えるべきではないと考えます。残念ながら、根本的治療薬はなく、本人にとっては「早期発見・早期絶望」のことが多い現実があるからです。

　「認知症の人を早期に見つけ出すこと（認知症の早期発見）」に力点を置くのではなく、「認知症で困っている人やその家族を早期に見つけること（困りごとの早期発見）」に力点を置くべきだと考えています。同じように見えますが、後者は、極論を言うと「診断は二の次にして、本人・家族の困っていることの解決を優先しよう」というアプローチです。これが本書を貫く基本姿勢です。

　そのために役立つ質問票を提案します。市町村では、認知症の早期発見のために、認知症の初期症状を列記した質問票（**表**1-3を参照）を配ります。しかし、ここで発想を変えてみましょう。認知症の早期発見ではなく、認知症で困っている人を早期発見するなら、困っている症状を列記したほうが有効だと思いませんか？　**表**1-1に示す設問を参考に、皆さんの市町村・支援チーム独自の「（認知症の）困りごと早期発見シート」を作成してはいかがでしょうか。

　早期診断・早期治療のネガティブな面を強調して、否定するような文章となりましたが、早期診断・適切な早期対応は大切です。適切な早期対応を以下に示します。

* ＊ポジティブな告知──早期診断して本人に病名を告げるとき、「あなたはアルツハイマー型認知症です」と告げるだけでは、告げるメリットがありません。落ち込んだり、否認して「あの先生のところには二度と行かない」と医療拒否になってしまいます。「高齢になったら誰でもなる認知症、長生きの勲章なのが認知症」「認知症が始まっても楽しく生活できる、やれることはまだまだたくさんある」など、ポジティブに終わる、希望をもたせて終わるような告知が望ましいです。
* ＊「ドネペジルを内服していればいいよ」で終わる医療に結びつけるのではなく、介護指導をしてくれたり、介護相談に乗ってくれるような医療機関に結びつくなら適切といえます。
* ＊「家族指導・支援」は極めて重要です。認知症の本質（病識低下；後述）や認知症の人の考え方・感じ方の特徴（後述）を家族介護者が理解できるように指導・支援することで、介護負担が軽減するだけでなく、BPSDの予防・低減が得られ、

表1-1 困りごとに早期に気づき支援につなげる「困りごと早期発見シート」(試作版)

```
日々の生活で、こんなことがありませんか？　全員が答えてください
  (  ) 鍋を何度も焦がしたり、空だきを何度もした
  (  ) 薬を管理してきちんと内服することが難しくなった
  (  ) ゴミ出しで、不燃物などゴミの種類ごとに出す曜日を間違えた
  (  ) 同じものを何度も買って、たまる
  (  ) 近所でも道に迷った
  (  ) 回覧板を回すなどの近所とのつき合いが困難になった
  (  ) 運転が危険になった
  (  ) 預金を引き出して管理することが困難になった
  (  ) 食事の用意をすることが難しくなった
  (  ) 「生きていてもしょうがない」など、悲観的になっている
以下はご家族だけが答える質問です
  (  ) 同じことを何度も尋ねるようになった
  (  ) ものが見つからなくて「盗られた」と言うことがある
  (  ) 実際にはないものが見えていることがある
  (  ) 「浮気している」など嫉妬されることがある
  (  ) もの忘れが増えたが、医者にかかりたがらない
  (  ) 介護保険のサービス利用を勧めると拒否する
  (  ) 外に出ていってしまうので困っている
  (  ) 以前よりも怒りっぽくなり困っている
  (  ) 暴力を振るわれて困っている
  (  ) 介護を拒否するので困っている
```

本人と家族が穏やかに生活できるようになる結果、在宅生活の継続が可能になります。

早期診断のあとに、どのような包括的医療ケアに結びつけるかが大切です。それが「適切な」の意味です。診断のあと、本人と家族をどう支えるかが重要な点で、上記のような理想的な医療機関ばかりならよいのですが、残念ながらネガティブな告知に終わったり家族指導のないところが多いのが現状です。だからこそ、支援チームの出番があります。例えば、医療機関で認知症の初期と診断されたケース、まだBPSDが目立たないケースでも、支援チームが訪問して本人の心理的ケア（ポジティブな声かけ）や介護家族への指導・支援を行うことが、今後重要になってくると思います。受診支援〜告知後の心理的サポート〜介護方法の教育〜介護者の支援まで、統合的な家族支援が必要です。

現状では、地域包括支援センターの困難事例が支援チームの関わる事例の半数近くを占めています（前橋市は60％、全国平均44％；図1-4を参照）。

認知症家族介護者に対する支援は、本人のQOLを改善し（レベルⅠ：システマティッ

ク・レビュー/ランダム化比較試験のメタアナリシス)、施設入所を減らして家族介護者のうつ症状を軽減し(レベルⅡ:一つ以上のランダム化比較試験による)、そして、介護者に対する教育は認知機能やBPSDによい効果をもたらす(レベルⅡ)、とエビデンスレベルが示されています[3]。

1-2 危機回避支援

　認知症は、一般に認知障害と捉えられますが、認知障害によって生活障害が引き起こされた状態が認知症です。介護保険法には認知症の定義が書いてあります。介護保険法・第五条の二に「(認知症とは)脳血管疾患、アルツハイマー病その他の要因に基づく脳の器質的な変化により日常生活に支障が生じる程度にまで(筆者注:おおむね、認知症高齢者の日常生活自立度Ⅱ以上に相当)記憶機能及びその他の認知機能が低下した状態をいう」と規定されています。独居であれば、手助けなしに生活を維持できなくなります。また、炊事では火事の危険なども出てきます。このように、自分で買い物に行くことができなくなったり、自分で栄養バランスを考えた食事を作ることができなくなったりしている「生活の困難状態」が認知症であり、このため危機回避支援が必要です。

　このように、認知症では生活支援が必須となります。支援チームも、①生活状況を評価する「地域包括ケアシステムにおける認知症アセスメントシート」(Dementia Assessment Sheet in Community-based Integrated Care System:DASC)により認知症かどうかの判別に役立てることと、②アセスメント時にどんな生活支援が必要かを見極めることが極めて重要です。

　BPSDが出現しない穏やかな認知症の人がいる一方で、著しいBPSDを伴うケースもあります。90歳を超えた高齢でBPSDもなく優しい家族に囲まれているケースであれば、あえて認知症と告知して投薬する必要はないと考えます。よって、支援チームが関わる必要もないでしょう(家族指導のために一度訪問することは有効でしょう)。一方、①他人に危害を加えたり、著しい被害を与えるような場合や、②買い物・調理困難や内服管理不能などの生活障害によって、栄養不良や疾病悪化など危険が迫っている場合は、危機回避支援が必要です。

　もう一点、③認知症の本人ではなく、介護者の虐待などによって危機回避支援が必要なケースもあります。この場合、本人の身体チェックが初回アセスメントで必須です(血圧測定を装って腕を露出してみるなど虐待の徴候を見つける)。

[サイドメモ] 認知症とは

米国精神医学会の認知症の定義を**表1-2**に要約します。

そこに示されているように、認知機能低下が生活管理能力の障害を引き起こし、生活管理に支援が必要になった状態で、それが意識障害（せん妄など）や精神疾患（統合失調症やうつ病など）ではないものを認知症といいます。この基準では、記憶障害が必須ではなく、認知機能に「社会的認知（社会脳）」が入ったので、記憶障害を示さずに社会のルールを守れない前頭側頭型認知症の初期も、認知症といえるようになりました。いずれにしても、生活障害が判断のポイントです。

表1-2 DSM-5の認知症※の診断基準（A～Dをすべて満たす）

A.	認知障害	6領域：注意、学習と記憶、言語、実行機能、運動－感覚（失行・失認）、社会的認知のうちの1領域以上で明確な障害（以前よりも低下）
B.	認知障害に基づく生活障害	自立（独立）した生活の困難（金銭管理・服薬管理などの複雑なIADLに最小以上の援助が必要）→ 独居に手助けが必要
C.	意識障害	せん妄などの意識障害ではない
D.	精神疾患	認知障害は、精神疾患（うつ病や統合失調症）に起因するものではない

※…DSM-5では認知症（dementia）を "major neurocognitive disorders" と用語変更した。
（American Psychiatric Association 2013[4]より、筆者抄訳）

1-3 支援の成果

実際の支援の成果を数字で見ます。前橋市の2016年（平成28年）10月末における支援終了者128例（未訪問者を除く）を対象に調査したものです。

* 認知症に関する医療とのつながりは、新たに医療とつながったケース48例（37％）、すでに医療とつながっていたケース69例（54％）、つながらなかったケース6例（5％）、不要であったケース5例（4％）でした（**図1-1**）。
* 介護保険サービスとのつながりは、新たに介護とつながったケース56例（44％）、すでに介護とつながっていたケース25例（19％）、つながらなかったケース32例（25％）、不要であったケース15例（12％）でした（**図1-2**）。
* 終了時転帰（訪問して終了した128例）では、在宅継続107例（84％）、入院7例（5％）、入所12例（9％）、死亡2例（2％）と、高い在宅継続率を示しました（**図

1-3)。

　終了時転帰について84％が在宅生活を継続という数字は、全国平均の72％を上回りました。特に入院の5％は全国平均の13％を大きく下回っています。困難事例が、前橋市では60％と全国平均の44％を上回っているのに[5]、この成績でした。

　これは、前橋市の「医療に結びつけるよりも、困りごとの解決を優先する」「在宅生活を支える」という方向性が有効に働いた成果と捉えています。

　本事業の目的である「早期支援（早期診断・早期対応）」と「危機回避支援」は、在宅生活の継続を目指すための支援であり、単純に医療や介護に結びついたからおしまいというものではないと考えます。ましてや、「入院させたので問題解決」ではありません。

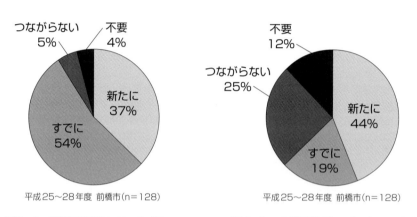

図1-1　認知症医療とのつながり　　図1-2　介護保険サービスとのつながり

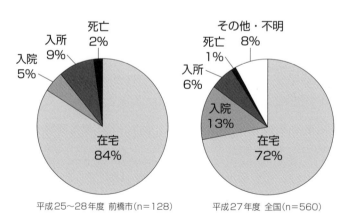

図1-3　前橋市（左）と全国（右）の終了時転帰

2 「単純な医療や介護への結びつけ」ではなく、困りごとの解決

　実施要綱では、訪問支援対象者は、40歳以上で、在宅で生活しており、かつ認知症が疑われる人または認知症の人で、①「適切な医療サービスや介護サービスを受けていないか、または中断している人」と、②「BPSDが顕著なため、対応に苦慮している人」であるとされています。

> **訪問支援対象者の定義**
>
> 　40歳以上で、在宅で生活しており、かつ認知症が疑われる人又は認知症の人で、以下のア、イのいずれかの基準に該当する者とする。
> 　ア　医療サービス、介護サービスを受けていない者、または中断している者で以下のいずれかに該当する者
> 　　（ア）　認知症疾患の臨床診断を受けていない者
> 　　（イ）　継続的な医療サービスを受けていない者
> 　　（ウ）　適切な介護保険サービスに結び付いていない者
> 　　（エ）　診断されたが介護サービスが中断している者
> 　イ　医療サービス、介護サービスを受けているが認知症の行動・心理症状が顕著なため、対応に苦慮している

（チーム員研修テキスト[1]より）

　上記①の未受診や未（中断）介護サービス例と、②のいわゆるBPSDによる対応困難事例が対象となります。そして、実際は②のケースが数多く含まれるのが実情です。①は地域包括支援センターで対応可能だと支援チームに依頼がきません。そして、地域包括支援センターでは手に余る②と受診を頑なに拒否する①が支援チームに依頼される傾向

があります。2015（平成27）年度の全国調査でも②に相当する「介護困難事例」が44％を占めていました（**図1-4**）[5]。前橋市では60％でした。

　厚生労働省からは、本事業開始時点では②の困難事例が多くを占めるのはやむを得ないが、徐々に①を増やすようにという方向性が示されています。しかし、困難事例に立ち向かうことは、大変ですが支援チームのスキルアップに有効ですし、支援がうまくいったときに達成感が大きい、そして知恵を出し合ったチーム員間の結束が強まるといった諸々の効果があります。この事業運営には公費がつぎ込まれているわけですから、困難事例の問題解決も重要な成果だと思います。

　認知症の医療には限界があります。認知障害は徐々に進行します。大部分の認知症病型で、医療に結びつけても、長い目で見れば認知障害は進行します。しかし、BPSDの多くは介入で改善します。ここに、支援チームが関わる意義があります。困っている人を早く見つける――それには、地域包括支援センターからの情報や、広報活動を通して支援チームに直接家族が相談できるようになることも大切です（前橋市では、この場合はあとから地域包括支援センターに連絡します）。ご近所や民生委員からの情報も含めて、市町村や地域包括支援センターの窓口に寄せられた情報から、困りごとの原因が認知症と疑われたら支援チームに連絡が入る体制づくりが必要です。ただし、寄せられる情報が多すぎて支援チームがパンクしてしまうような状況であれば、地域包括支援センターとの役割分担が必要になるでしょう。

　筆者の個人的な考えですが、専門医ではない一般の医師のクリニックで認知症と診断がついた方の情報が、地区医師会を通して支援チームに寄せられるシステムを作り、介護の方法などについて支援チームが1～2回の訪問で啓発することで、将来のBPSDを予防することが支援チームの役割として有望だと考えています。BPSDが生じた介護困難例に対応するばかりではなく、診断直後に介入して、介護・支援のコツをご家族に伝

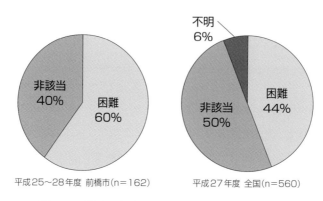

図1-4　前橋市（左）と全国（右）の困難事例の割合

えることでBPSDを予防できれば効果的だと思います。そのためにはBPSD予防スキルを学習しておくことが大切ですので、「［サイドメモ］BPSDを予防する介護者教育が必須」に病識低下の理解とBPSD予防の重要性を示しました。

> [サイドメモ]　BPSDを予防する介護者教育が必須
>
> 　認知症の多くを占めるアルツハイマー型認知症と前頭側頭型認知症は、病識の低下が特徴です。アルツハイマー型認知症では近時記憶が悪いだけでなく、自分の記憶が悪いという自覚に乏しいことが、介護上の多くの問題を引き起こします。例えば、記憶障害は年相応と自負しているので、受診を嫌がります。生活が破綻しているのに、介入を拒絶します。
>
> 　筆者は、本人と家族に同じ質問をすることで、病識の程度を明らかにできることを報告しています。**表1-3**に示すのは、認知症初期症状11項目質問票（SED-11Q）の質問項目です[6]（SED-11Qの用紙は山口晴保研究室ホームページからダウンロードできます）。介護者が評価したとき、11項目中の3項目以上にチェックがつくと認知症が疑われます。この11項目を本人にも同時にチェックしてもらうと**図1-5**のようになります[7]。軽度のアルツハイマー型認知症でもチェック数が乖離し、本人の自覚が乏しいことがわかります。中等度まで進むと、できないことが増えて家族のチェック数は増加しますが、本人の自覚はさらに減ってしまいます。
>
> 　このように自覚の乏しい本人に対して、介護者はイライラして失敗を指摘してしまいます。そして本人は不満がたまり、いずれ爆発すると暴言・暴力となり、BPSDの困難事例とされてしまいます。ですから、介護者が失敗を指摘しないで優しく見守ることができれば、本人も傷つかず、お互いに楽しく暮らせるというわけです。本人の自覚のなさ、「病識低下」を介護家族にしっかりと理解してもらうことで、BPSDを予防できると筆者は考えています。ゆえに、支援チームの役割として、介護者教育が極めて重要だと強調しているのです。家族教育には、前橋市の『家庭介護ガイドブック』（52ページ；前橋市のホームページからダウンロード可能）をお役立てください。

表1-3 認知症初期症状11項目質問票（SED-11Q）の質問項目

	同じことを何回も話したり、尋ねたりする
	出来事の前後関係がわからなくなった
	服装など身の回りに無頓着になった
	水道栓やドアを閉め忘れたり、後かたづけがきちんとできなくなった
	同時に二つの作業を行うと、一つを忘れる
	薬を管理してきちんと内服することができなくなった
	以前はてきぱきできた家事や作業に手間取るようになった
	計画を立てられなくなった
	複雑な話を理解できない
	興味が薄れ、意欲がなくなり、趣味活動などを止めてしまった
	前よりも怒りっぽくなったり、疑い深くなった

(Maki et al 2013[6])

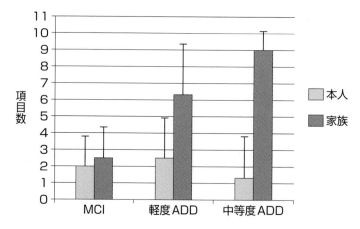

図1-5 認知症初期症状11項目質問票（SED-11Q）で病識がわかる
本人と家族・介護者のチェックした項目数を比較すると、MCIでは変わらないが、軽度アルツハイマー型認知症（ADD）では、本人の点数が低い。中等度に進行すると、自覚は減り、乖離はさらに大きくなる（病識がさらに低下する）。
(Maki et al 2013[7])

3 支援チームの設置・構成と依頼方法

　支援チームをどこに設置するか、そして、支援チーム員の構成をどうするか、また、支援チームへの依頼ルートをどうするかといった基本設計がとても大切です。事業委託する場合も、丸投げではなく、委託先と市町村ならびに地域包括支援センターの担当者が一丸となって議論し、実践が始まってからも随時協議しながら進路変更していく柔軟性が必要です。

3-1　支援チーム設置場所

　支援チームをどこに置くか、いろいろなケースが考えられます。全国的には地域包括支援センターへの設置が過半数を占めていると思います。筆者は、どこに設置するかよりも、どうしたら優秀な人材が集まるかが大切だと考えます。訪問するチーム員の能力が支援の成否に最も大きく影響するからです。そして、どこに設置しても連携した運営が大切です。市町村がどこかの医療機関に事業を丸投げして、チーム員はそこの施設スタッフだけといった運営方式なら、どこに置くかが大きなウエイトを占めます。しかし、この事業は、丸投げはいけません。例えばある認知症疾患医療センターに委託したとしても、チーム員会議には市町村担当者や市町村の地域包括支援センター担当者も出席して、多機関に属する多職種連携で協議して運営することが大切です。認知症疾患医療センターに設置した場合は、支援対象者がことごとく当該認知症疾患医療センターを受診することは避けたほうがよいでしょう。本事業は地域の医師会と連携して行うことが大切です。特定の医療機関の患者囲い込みと捉えられてしまうと事業がうまく進みません。

　しかし、認知症疾患医療センターに設置するとメリットがあります。受診を拒否していた対象者が、上手な説明で「今なら行く」とか「明日なら行く」とOKしたとき、融

通が利くのは支援チームが設置されている認知症疾患医療センターです。

3-2　チーム員の職種

　支援チームの構成員をどのようにするかも大切な点です。

　2016（平成28）年度の実施要綱では、訪問する場合のチーム員数について、「初回の観察・評価の訪問は原則として医療系職員と介護系職員それぞれ1名以上の計2名以上で訪問することとする。また、観察・評価票の記入は、チーム員である保健師又は看護師の行うことが望ましいが、チーム員でない地域包括支援センター、認知症疾患医療センターなどの保健師又は看護師が訪問した上で行っても差し支えない。」となっています。まず、この実施要綱の前半部分では、保健師や作業療法士などの医療系職員と、社会福祉士などの介護系職員のペアで訪問することになっています。多職種で構成し、多職種で訪問することが示されているわけです。確かに、チーム員会議でアセスメントの報告を受けるときに、職種による違いを感じます。保健師や看護師は身体症状に目が向き、作業療法士は生活能力や生活環境に目が向き、社会福祉士は家族関係に目が向く傾向を感じます。多職種でそれぞれの強みを活かした評価が必要と思います。したがって、対象者の状態に応じて、担当チーム員を決めるとうまくいくともいえます。このためにも、支援チームの訪問スタッフは最低限の2名だけでなく、多職種で数名いることが望まれます。ところが、続く後半部分では、初回訪問アセスメントは保健師または看護師によるとされていて、これが多職種のネックになっています（作業療法士などを排除するという意味で）。この規定は当初の要綱にはなく、あとから追加されたものです。筆者は、この後半部分が要綱から削除されることを願っています。

　さらに、チーム員構成は、できれば男女混合だと有効です。対象者によっては、女性が訪問したほうがよい場合と、男性が訪問したほうがよい場合があるからです（141ページの事例16を参照）。

　地域包括支援センターの中に、医師を除くと地域包括支援センターのスタッフだけで支援チームを構成して設置するところもあるようですが、その場合も、作業療法士など地域包括支援センターにいない職種を非常勤などで入れると、対応の幅が広がると思います。本書の第Ⅲ部で紹介する20事例からも、多職種のチームで関わるからこその幅広い対応と、多職種で互いの技を学び合ってスキルアップしながら関わってきた成果を読み取ってもらえると思います。

　また、チーム員会議においても、多職種がいろいろな立場から意見を述べる中でよい方法が浮かび上がってきます。認知症地域支援推進員（23ページ）の参加も有効でしょ

う。このように、多職種で構成することがよい結果を生みますし、参加しているスタッフにとってもスキルアップのチャンスとなります。チーム員会議は多職種のグループワーク研修そのものでもあるのです。

なお、先に述べた通り、実施要綱には「訪問する場合のチーム員数は2名以上とし、医療系職員と介護系職員それぞれ1名以上で訪問する」と書かれています。しかし、実際には、対象者の状況に応じたフレキシブルな対応が必要と思います。この点で、市町村担当者の柔軟な対応が求められます。この事業を外注で実施する場合、「規定通りに実施しないと委託料を支払いません」というような対応をしないで、現場の状況に応じたフレキシブルな対応も許すという寛大な態度をお願いしたいということです。

3-3　チーム医師

医師の要件として専門医だけでは不十分で、認知症の確定診断ができる認知症サポート医が求められています（今後5年間でサポート医の資格をとればよいとの猶予期間が2016（平成28）年度から認められましたが）。チーム医師は、「他のチーム員をバックアップし、認知症に関して専門的見識から指導・助言等を行う。また、必要に応じてチーム員とともに訪問し相談に応需する。」と実施要綱に定められています。認知症の鑑別診断能力や薬剤選択・副作用のアドバイス、精神科受診の必要性などの指導・助言能力が求められるわけです。しかし、地域の中にこのような医師が見つからない場合、①近隣市町村から応援を求める（複数の市町村でこの事業を運営する）、②チーム員で医師を育てる（一部を除けば、医師は学習能力が高いので、経験豊富なチーム員の指導でチーム医師の役割を果たせるように成長できる）といった対応が考えられます。諦めてはいけません。うまく作り出していく工夫が大切です。

東京都のある区では、認知症サポート医がたくさんいるので、複数の医師にチーム医師になってもらい、持ち回りでチーム員会議に出席してもらっています。医師にとってはチーム員会議への参加頻度が減って負担軽減になりますし、支援チームにとっては、いろいろな医師から異なったコメントをもらえて幅広い知識・経験を得られるというメリットがあります。この話を聞いたとき、実施要綱通りに医師は1名でなくてはいけないと決めつけないで、もっと自由な思考が大切だと思いました。たくさんの医師をこの事業に巻き込んで連携の輪を広げてよいのです。

> **[サイドメモ]　認知症サポート医がいない**
>
> 　認知症サポート医研修は、多くの自治体が予算額に従って人数枠を設け、市町村医師会の推薦を都道府県医師会がとりまとめて申し込むのが基本ルートで、研修費用を都道府県が負担してくれます。このため、人数が限られていて、市の中に一人しかいない、あるいはゼロという市町村もあると思います。しかし、認知症の診療経験が豊富な先生がいて、その先生にチーム医師を行政からお願いしようと思ったとき、認知症サポート医でなくても、まずはチーム医師になってもらい、5年以内に認知症サポート医研修を市町村の費用負担で受けてもらえばよいのです。認知症サポート医研修は自費でも参加できるのですが、このことがあまり知られていません。支援チームを立ち上げて、経験を積む中で、医師に勉強してもらい、5年以内に認知症サポート医研修を受けてもらう。都道府県の予算枠に入らなければ、費用を本事業の運営費から市町村が支出すればよいのです。

3-4　支援チームへの依頼ルート

　地域包括支援センターから支援チームに依頼が流れるルートが、全国的な標準ルートと思います。しかし、認知症疾患医療センターなどに支援チームが設置されている場合は、そこから直接依頼が入る場合もあると思われます。しかし、先述したように、初期例を把握して介入するには別なルートも有効です。例えば、診療所などの小規模医療機関のかかりつけ医が認知症の初期で診断を下したとき、支援チームに訪問依頼が直接（または地区医師会を経由して）入れば、支援チームが訪問して介護方法などの家族指導を行うことが可能です。これこそ本当の初期支援です。

　前橋市では、かかりつけ医やかかりつけ薬剤師などからの依頼を支援チームが直接受け、その後、支援チームからその地区担当の地域包括支援センターに連絡を送るという逆ルートも可能にして、初期例を受け入れる工夫を始めています。「地域包括支援センターを通して支援チームに依頼」という単一ルートシステムでは、地域包括支援センターに連絡してから、さらに地域包括支援センターが依頼書を作成して支援チームへ連絡という段取りでは日数も余分にかかりますし、地域包括支援センターの判断で支援チームに依頼不要とされる場合もあります。あくまでも支援チームのキャパシティーによりますが、ゆとりがあれば、依頼を直接受け入れるシステムが有効でしょう。

4 依頼からモニタリングまで

　依頼を受けてから終了までの流れを説明します（**図1-6**）。多くの市町村が、地域包括支援センターを窓口にして支援チームに依頼がくるシステムだと思います。依頼のルートは市町村ごとに異なるでしょうが、依頼を受けてからは実施要綱に沿った運用が行われますので、依頼を受けたあとの各段階の解説です。

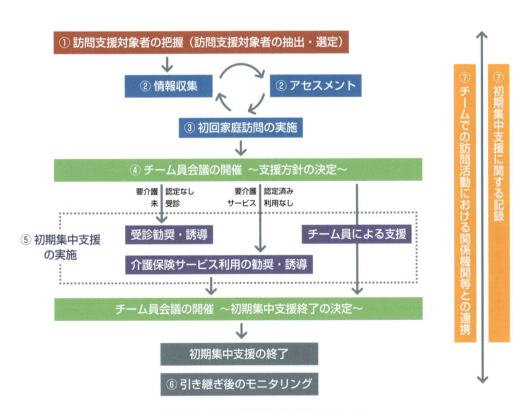

図1-6　認知症初期集中支援のスキーム
（チーム員研修テキスト[1]より）

4-1　訪問評価前に行うこと

　まず、地域包括支援センターからの依頼は一定の書式（巻末資料①・②を参照）に則っています。基本情報に加えて、主治医（多くはかかりつけ医）の状況、誰が何で困っているのか、そして支援チームに何を望むかなどを記入してもらった書類が支援チームに届きます。これをもとに、電話などで必要な情報を取り寄せて補足し、主治医がいれば、まず市町村から支援チームが介入するという通知（巻末資料③）を郵送し、さらに支援チームからも郵送で情報提供をお願いして（巻末資料④）、主治医から情報を得ます（巻末資料⑤）。そして、地域包括支援センターや対象者・家族と電話で訪問日を打ち合わせます。

　前橋市の場合、時間にゆとりがあるときはチーム員会議にて新規依頼事例について簡潔に報告し、訪問時アセスメントではどんな点を評価・情報収集すべきか（例えば、家族を別人と間違えることがある場合はパーキンソニズムの有無、幻視の有無などレビー小体型認知症の診断に役立つ情報の収集や、過活動的な症状が見られる場合は受診状況や投薬状況の把握など）、また、複数の医療機関を受診している場合にどの医師に通知を郵送するかなどを話し合います。

4-2　初回訪問時に行うこと

　実施要綱では、原則として医療系と介護系の2名のチーム員で訪問し、基本情報、生活状況、身体状況、認知機能、BPSD、介護負担などを評価することになっています。訪問支援対象者（本人）・家族のリクエストを聞くことも大切です。医療系チーム員が本人のアセスメント、介護系チーム員が家族からの情報収集やアセスメントと手分けすることが多いです。

　しかし、介入を拒否している困難事例の場合、いきなり初対面の二人で訪問してもうまくいきません。そこで初回は、すでに顔を覚えてもらっている地域包括支援センターのスタッフ（またはケアマネジャー）とチーム員1名で訪問して、できる範囲のアセスメントをすることから始めます。場合によっては初回は雑談で終わることもあります。1名の顔を覚えてもらったら、次はそのチーム員と別な新しいチーム員のペアで訪問することができるでしょう。知らない人がいきなり大勢で訪問すると本人が警戒します。多くは家族が支援チームを希望し、本人は知らされていなかったり、あるいは、独居で本人は希望していないことも多いからです。実施要綱通りではなく、状況に合わせて弾力的に運用する柔軟性が必要です（市町村の担当者にもこの点を理解してほしいです）。

実施要綱は理想であり、いわば絵に描いた餅です。

> **初回家庭訪問時にチーム員が行うべき内容**
>
> （ア）　支援チームの役割と計画的関与を行うことの説明
> （イ）　基本的な認知症に関する正しい情報の提供
> （ウ）　専門的医療機関への受診や介護保険サービスの利用が、本人、家族にとってメリットのあることについて説明
> （エ）　訪問支援対象者及び家族の心理的サポートと助言など

(チーム員研修テキスト[1])より)

4-3　チーム員会議で行うこと

　チーム員会議では、①認知症かどうか、②認知症の重症度や病型、③生活状況、④家族の介護状況や介護サービス利用状況、⑤本人・家族のニーズ、⑥地域包括支援センター・ケアマネジャーのニーズ、⑦生活環境、⑧地域特性や地域資源など、訪問したチーム員のアセスメント結果に基づき、追加のアセスメント、支援の方向などを議論します（詳細は「第Ⅳ部　チーム員会議の討議方法」を参照）。

4-4　再訪問で行うこと

　チーム員会議で決めた方向性をもとに、必要な支援を複数回行います。アセスメントで足りないところを補ったり、家族からの情報を補ったりします。詳細は「第Ⅲ部　認知症初期集中支援チームで実際に関わった20事例」と「第Ⅳ部　チーム員会議の討議方法」で示します。

4-5　最終評価と引き継ぎ

　医療や介護に結びつけるのが実施要綱で示された基本原則なので、この段階が一応の終了の目安となります。でも、それでよいのでしょうか？　筆者らは、本人と家族の困りごとの解決や軽減が終了の目安と考えています。本人や家族のニーズに応えて「穏やかで自分らしい在宅生活を継続できること」が真のアウトカムです。

　終了時には再度アセスメントを行い、結果を数値で示せる3指標（34ページの「3.

アセスメント」を参照)を用いて、点数の上下で効果を判定します(点数の上下が必ずしも効果と連動しませんが)。そして、初回から終了までのサマリーを、①紹介元の地域包括支援センター、②主治医/かかりつけ医、③担当ケアマネジャーなどに報告して終了となります。関係者への情報提供と、個人情報を隠した上での成果の公表が可能なように、初回訪問時には情報共有と発表の同意書をもらいます(巻末資料⑥)。

4-6　モニタリング

　終了後も、モニタリング(経過観察)をします。実施要綱では、原則2カ月に一度となっていますが、随時でよいでしょう。介入によって地域包括支援センターやケアマネジャーと関係ができるので、電話での確認で済む場合が多いですが、問題が再燃して再度介入を開始する場合もあります。

5 対象者の選定が難しい

　すでに本事業を実施している市町村へのアンケート結果では、「地域包括支援センターで、どんなケースを支援チームに回すかの判断を行うこと」が困難の1位に挙がっていました（吉田知可：認知症初期集中支援チーム設置の先に目指すもの／第17回日本認知症ケア学会大会シンポジウム「認知症初期集中支援チームのこれまでの実績と全市町村配置に向けての提案」（2016年6月）での発表）。そこで、対象者の選定を項目に挙げました。

　基本は実施要綱にある、①医療・介護に結びついていないケース、または、②BPSDによる対応困難事例です。これらに合致すれば、ためらわず支援チームに紹介してよいと思います。支援チームのほうでも、依頼を受けた事例は地域包括支援センターの担当者と電話で情報交換を行い、訪問に至らないケースもあります。地域包括支援センターだけで迷わないで、遠慮せずに支援チームに相談し、適切な方法を探ればよいのです。例えば、「あなたの家の地下から電波が送られてきて体がしびれる」と文句をつけてくるので、近所の人が困って地域包括支援センターに連絡した事例は、依頼は受けましたが、1回の訪問で「それならいい先生がいるので紹介します。親切に診てもらえて、問題が解決しますよ」と、チーム員の判断で精神科受診に結びつけて落着しました。精神科受診を嫌がらせないテクニックをもったチーム員のなせる技です。ついでながら、依頼される事例の1割程度は、認知症というよりも精神疾患やアルコールがらみです。

　上記①②のいずれにも該当しないケースもあります。例えば、すでに医療や介護に結びついていてBPSDの問題もないが、家族が支援チームの訪問・指導を希望する場合などです。前橋市ではこのようなケースも介入しています。こうした事例では、本人よりもむしろ介護者の不安や負担感が強く、介護者への介入を行うことで効果も出やすい傾向があります。余裕があれば、このようなケースも受け入れるとよいでしょう。

6 次のステップ
―リソースの活用、地域連携―

　認知症の人と家族が地域の中で生活を続けるには、周囲の人の理解が必要です。徘徊の事例、柿などの農作物を盗ってくる事例があったり、独居だとゴミ出しや火の始末など、地域の一員として暮らしていく上で様々な困難が生じます。そこで、①ご近所への情報開示、②見守りに活躍してくれる民生委員への情報開示、③市町村の総合事業の中で行われる種々の地域支援事業の紹介や参加への段取り、④地域で認知症患者への往診を引き受けてくれる医師につなげること、⑤独居の場合に極めて有用な日常生活自立支援事業との連携、⑥行方不明になったときに役立つ捜索態勢（SOSネットワーク）やGPS装置貸与の情報提供、⑦食事を作れない認知症の人を支える配食サービスなど、様々な地域資源を利用して、認知症の人の生活を支えることが支援チームの役割です。よって、適時に適切なサービスを活用できるように、地域情報に精通しておくことがチーム員に求められます。ベテランスタッフ（地域包括支援センターの古参）が支援チームに一人いると、ドラえもんの四次元ポケットのように、いろいろな地域情報が次から次へと出てきます。このような経験豊かな人が認知症地域支援推進員としてチーム員会議に参加するのもよいでしょう。

　市町村の担当者には、上記の各種サービスが提供できるような体制づくりをしておくことが求められます。多くの市町村が認知症サポーターを育成していますが、認知症の理解に終わるのではなく、この人材を活かして、認知症の人や家族を支えるボランティアにつなげていくことが望まれます。例えば、認知症になって運転ができなくなると困るのが買い物です。地域の中に、認知症の人の買い物支援ボランティアや、認知症本人・家族介護者の傾聴ボランティアなどを育てていくと役立つと思います。前橋市で介入したケースでも、既存のデイサービスなどには行きたがらない認知症の人が多いです。そういうケースへのとっかかりとして、ボランティアが運営する認知症カフェのような居場所が地域の中にたくさんあるとよいと思います。

認知症地域支援推進員も、支援チームと同様に、新オレンジプランの中で2018年度には全国の市町村に配置が求められています。認知症地域支援推進員は地域の支援ネットワークづくりが第一の仕事です（「［サイドメモ］認知症地域支援推進員の活動内容」を参照）。市町村によっては、支援チーム員が認知症地域支援推進員を兼ねるところもありますが、認知症地域支援推進員と連携して、この事業の普及啓発を図ることが大切です。

［サイドメモ］　認知症地域支援推進員の活動内容

　厚生労働省の示した実施要綱では、地域包括支援センターなどに配置する認知症地域支援推進員に下記の幅広い活動が求められています。

（1）認知症の人を支援する関係者の連携を図るため、①必要な医療や介護などのサービスが受けられるよう関係機関へのつなぎや連絡調整の支援、②関係者の情報交換や支援事例の検討などを行う連絡会議の設置、③地元医師会や認知症サポート医などとのネットワークの形成。

（2）認知症の人とその家族への支援体制を構築するため、①「認知症ケアパス」の作成・普及、②「認知症施策推進5か年計画促進支援メニュー事業」で規定する各種事業実施のための企画・調整、③地域の人材やサービス拠点についての情報収集（地域資源マップの作成・普及・更新）、④若年性認知症の人本人の状況に応じた適切な支援の検討および実施、⑤在宅介護サービス従業者に対する認知症研修の実施。

　認知症地域支援推進員の多くは地域包括支援センターに配置され、多くが地域包括支援センターのスタッフを兼務し、さらに支援チーム員の兼任も増えているようです。

［サイドメモ］　認知症カフェ

　デイサービスのような介護保険を使った正式なサービスではなく、本人や家族が気軽に集まれる場所として認知症カフェが全国各地に広がりつつあります（**図1-7**）。届け出が不要なインフォーマルサービスなので何カ所あるのかは不明ですが徐々に増え続けています。そして、その活動内容も"インフォーマル"ゆえに様々です。本人の居場所づくりに注力して、本人がコーヒーを淹れてサービスするカフェもあります。ミニデイサービス化して、本人のアクティビティーや作業に力を

入れるカフェもあります。介護家族同士の情報交換を主体にしたカフェもあります。専門職が介護相談に乗るカフェもあります。内容は本当に様々です。開催頻度が低いところが多いので（月に数回程度）、居場所としての機能は不完全で、気分転換や情報交換としての意味合いが強いです。週1回以上の頻度で開催されると、居場所機能を発揮できるでしょう。

認知症カフェは室内とは限りません。畑で一緒に野菜作りをするカフェなど素敵ですね。

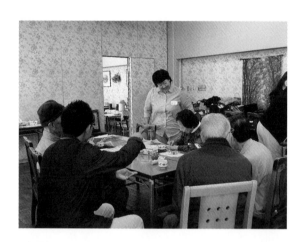

図1-7　前橋市内で実施された認知症カフェ「おはなし喫茶みかん」
支援チームが設置されている法人職員が主催し、前橋市介護高齢課の協力で開催された。この日は手芸が人気の活動で、チーム員も支援対象者・家族と一緒に参加した。介護者である妻は手芸活動を楽しみ、支援対象者はチーム員や他のスタッフとの会話を楽しんだ。帰宅時に妻から「久しぶりに夫と離れて気分転換になった」と感謝の言葉があった。現在では、前橋地域リハビリテーション広域支援センター（支援チーム設置法人が受託）と前橋市介護高齢課の共催で、年10回ほど開催されている。

第Ⅰ部の引用文献

1) 国立研究開発法人国立長寿医療研究センター：認知症初期集中支援チーム員研修テキスト（平成28年度版）．

2) Buckley JS, Salpeter SR：A Risk-Benefit Assessment of Dementia Medications: Systematic Review of the Evidence. Drugs Aging 32（6）：453-467, 2015.

3) 秋下雅弘，鳥羽研二（分担研究者）：在宅医療に関するエビデンス：系統的レビュー（平成27年3月）．日本老年医学会ホームページ（https://www.jpn-geriat-soc.or.jp/info/topics/pdf/20150513_01_01.pdf）．p.5．

4) American Psychiatric Association：Diagnostic and statistical manual of mental disorders, 5th edition（DSM-5）. American Psychiatric Publishing, Arlington, VA, 2013, pp.602-606.

5) 国立研究開発法人国立長寿医療研究センター：認知症初期集中支援チームの実態に関する調査研究事業報告書（平成28年3月）．p.53．

6) Maki Y, Yamaguchi T, Yamaguchi H：Symptoms of Early Dementia-11 Questionnaire（SED-11Q）：A Brief Informant-Operated Screening for Dementia. Dement Geriatr Cogn Dis Extra 3（1）：131-142, 2013.

7) Maki Y, Yamaguchi T, Yamaguchi H：Evaluation of anosognosia in Alzheimer's disease using the Symptoms of Early Dementia-11 Questionnaire（SED-11Q）. Dement Geriatr Cogn Dis Extra 3（1）：351-359, 2013.

II 依頼からアセスメントそして対応

　支援チームは依頼を受けると、まず事前の情報収集と初回訪問に向けた準備を行います。ここで大切なことが、主治医の把握と連絡、そして、関係者からの情報収集と、本人が訪問の受け入れを拒否しない場面設定など、初回訪問の準備です。周到な準備の有無が、受け入れてもらえるかどうかの分かれ目にもなります。
　アセスメントでは、認知症だけでなく、その人の全体像を把握します。同時に、環境や介護者の状況、介護者との関係性、利用できる社会資源を確認しておくなど、包括的なアセスメントが必要です。
　こうしたアセスメントを通して、「誰が何で困っているのか」、そして「その原因はどこにあるのか」を浮き彫りにします。
　次のステップが、この困りごとの解決です。この第II部では、代表的な困りごとを挙げて解説しました。支援チームの役割は、困りごとを解決して、認知症の人と家族が「安心して自分らしく暮らせるよう」支援することです。

1 依頼から訪問まで

　ここでは、認知症の人の訪問依頼を受けてから実際に訪問するまでのコツについて述べていきます。

1-1　事前情報収集

　チーム員は主に地域包括支援センターからの依頼で訪問するわけですが、まず依頼の内容から「誰が何に困っているのか？」について確認します。多くの場合は、一緒にいる家族が実際に困っているので、具体的な困りごとについて明らかにしていきます。しかし、中には、当事者（本人）や家族は困っていないのに、支援者がサービスに結びつけなくてはならないと思い込み、「利用してくれないので困る」といった"おせっかい"となっている場合（133ページの事例14を参照）や、相談者の娘が「母の認知症がひどくて困る」と言いながら実は娘側に問題がある場合（119ページの事例11を参照）もあります。

　支援対象者に直接会っていない状態で、偏った情報だけで判断するのはよくありません。この時点では、何が問題かを精査するのではなく、"どこに問題がありそうなのか"を探る段階です。特に支援対象者は関わりの初期に拒否的であることが多いため、できるだけ家族や周囲の支援者、地域包括支援センターや認知症疾患医療センターといった関連機関などから事前に得られる情報を共有しておきます。このときに、依頼元の地域包括支援センターには「支援チームに何を期待するか」について確認しておきます。短期間で集中的に支援する際には、実施すべき事項を明確にしておかないと、地域包括支援センターとの役割分担も曖昧になってしまうため、結果的に終了のタイミングも曖昧になってしまいます。

　繰り返しの情報収集を避けることは家族だけでなく支援者側の負担軽減にもつながる

ため、相談に至るまでの経緯や家族状況、キーパーソンとその連絡先、合併症・既往歴、かかりつけ医、服薬状況、介護保険認定状況などの情報を収集しておきます。ただし、基本的にこれらの情報は、家族などから情報共有の同意を得たあとに共有するようにします。家族から「言っていないことをなぜ知っているのか」と不審がられるようなことだけは避けたいです。同様に家族への連絡も、「こちらから直接電話しても問題ないか？」といったことも事前に確認しておくことが必要な場合もあります。

1-2　チーム医師との連携

　事前に得られた情報から特定の認知症疾患やせん妄が疑われる場合などは、前もってチーム医師へ連絡して、必要となる特異的なアセスメントについて助言を受けておくことも大切です。初回訪問までの時間にゆとりがあれば、チーム員会議で初回訪問の注意点を討議します。

　疾患特異的な情報収集としては、例えば、症状の変動が見られるなど相談までの経緯でレビー小体型認知症が疑われる場合は、レム睡眠行動障害、幻視、誤認、固縮、便秘や起立性低血圧といった自律神経症状などを見逃さないようにします（42ページの「［サイドメモ］疾患特異サインを見落とさない」を参照）。

1-3　主治医／かかりつけ医との連携

主治医／かかりつけ医との連携も、新オレンジプランの基本的な考え方を踏まえれば、非常に重要な事項となります。前橋市では、受診を把握した場合は、訪問前に必ず連絡をとるようにしています（巻末資料③を参照）。一見すると手間のようなこの取り組みが、のちのスムーズな支援と連携につながります。このような根回しも、訪問前に忘れずに実施したいことです。

1-4　訪問の調整

　どんなメンバー構成で（14ページを参照）、いつ訪問するのが適切かを検討して、依頼者（多くは家族介護者）と訪問の日程調整をします。郊外では訪問時に車を利用することもありますが、駐車場についても訪問前に調整が必要です。駐車のことで近隣住民や支援対象者などとトラブルになるようなことも避けたいものです。ネガティブなポイントがほんの少しあるだけで、関わりのきっかけを失ってしまうこともあります。

2 家の中に入り込む技

　支援チームの訪問対象者は、周囲の関わりや受診勧奨に対して拒否的な人が多い傾向にあります。実施要綱にはチーム員2名が初回訪問する旨が書かれてありますが、必ずしもその方法でうまくいくとは限りません。顔なじみの地域包括支援センター職員や民生委員とチーム員1名で初回訪問し、まずは顔つなぎをすることも大切です。実施要綱にある通りのマニュアル的な対応では、拒否的な対象者の家に入り込むことは困難です。

　家族がいる場合は、本人の機嫌がよい時間帯などの情報をもらい、訪問方法を事前に打ち合わせておきます。しかし、身寄りがなく周囲の人とも疎遠で関わりに対して拒否的な事例では、玄関すら開かない場合もあります。百戦百勝ではありませんが、それでもある程度、入り込み方にポイントがあります。

2-1　訪問を納得できるわかりやすい説明

　まず一つめは、わかりやすい説明です。初めに、「この地区の高齢の方々が安心して暮らせるよう、お手伝いを担当している地域包括支援センター〇〇の△△です」と地域包括支援センター職員に切り出してもらったあと、「今日は一緒に来た支援チームの□□です」といった感じで自己紹介します。ここも、真面目な人ほど支援チームや地域包括支援センターの概要を説明しがちです。嘘やだますことはいけませんが、認知機能の低下している人にとって、細かい説明がかえって混乱の原因になる場合もあります。相手の認知機能に応じて要点だけを簡潔に説明する能力が必要ですが、これは、話しかけているときの相手の表情を見ていればある程度判断できます。

　名札は「前橋市支援チーム」と表記を簡略化したもの（図2-1の左）をぶら下げていくと、①"認知症"の文字が抜けているので本人に拒絶されにくい、②"初期集中"を抜

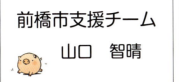
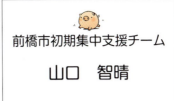

訪問時用　　　　　　　　専門職同士の会合用

図2-1　名札の工夫

いておくことで「初期集中とは」という説明をして認知症の人を混乱させることを防げる、という効果があります。専門職同士の会合では**図2-1**の右の名札を、訪問時には左の名札を使うと、うまくいきます。

2-2　好意を生む雰囲気

　二つめは、笑顔で安心できそうな雰囲気です。これは、努力ではなかなか難しい部分もありますが、服装や髪型、身だしなみ、表情などは気をつけることができると思います。人間は相手を見たときの印象で、その人との安心できる距離感やその人を信頼するかを判断するという有名な心理実験があります。そのため、初回に訪問するメンバーについても、老若男女のいずれだと受け入れがよさそうか、優しく話を聞く人がよいか、ハキハキして元気がよいタイプが適任かということにも気を遣います。例えば、今までベテランの女性が訪問支援に携わっていたときは仏頂面であまり話をしなかった高齢女性のところへ若い男性が行くと、嬉しそうに話をすることもあります。逆に、高齢女性のところに若い男性が訪問して家に入ることについて、周囲からの目線を気にしたり、緊張や警戒感を強めてしまうこともありました。

2-3　焦らずゆったり

　三つめは、焦らず無理強いしない心のゆとりです。ちょっとでも多く情報収集してこようというのが訪問者の心理です。ついつい「お体の調子は？　どこか具合の悪いところは？　最近病院には？」などと聞いてしまいがちです。それは、訪問者が支援者としてアセスメントするために来ているからですが、本人側からすれば"余計なおせっかい"でしかありません。お互いの認識がズレている状態で話を進めても、わだかまりが深まるだけです。むしろ、「この辺りを巡回していますから、また会うことがあるかもしれ

ませんので、覚えていてくださいね。何か困りごとがあったら遠慮なく相談してください。それがお仕事なので」なんて笑顔で話しかけておくだけでも、それがのちの関わりのきっかけになる事例もあります。きれいに手入れされた庭を見て、「きれいなお庭ですね。ご自分でお手入れされているのですか？ すごいですね」などの立ち話でも、明らかな記憶障害などがあればアセスメント可能です。

　支援チームの訪問を「6カ月の間に1回90分で3回訪問可能」と定めるスタンスの市町村もあるようですが、これは机上の空論であり現場とは乖離しています。平均値としてこれを目標にするのは妥当かもしれませんが、困難な事例を支援するためには、短時間頻回の訪問支援も可能とするなど、市町村の担当者には柔軟な対応をお願いしたいです。

　重度の認知症の人へのケアの理念・技法にユマニチュード®があります。介護したい利用者のところに行っても、すぐに「○○のケアをしに来ました」とは言いません。まずは「あなたとの会話や一緒に過ごす時間を楽しみに来ました」と笑顔で伝えます。そして、数分間会話を楽しんだあとで、「ついでに○○のケアをさせてください」とお願いします。まずは仲良くなる、笑顔を絶やさない、相手の言うことに共感的な態度を示す、急がないなど、まったりと「あなたは大切な人です。あなたのお役に立てれば嬉しいです」という言語・非言語メッセージを発信し続けるのがユマニチュード®のケアです。相手に受け入れてもらうには、これと同じようにすることがコツです。相手に嫌悪感をもったり、苦手意識をもつと、それが表情やしぐさに無意識に表れて、非言語メッセージとして相手に伝わるのでうまくいきません。「きっとうまくいく」と、自分に自信をもつことも大切ですね。「うまくいくかな」と不安な気持ちをもっていると、やはりそれが相手に伝わり、相手を不安にします。

　この本を読んで勉強したから大丈夫と、自信をもって笑顔で訪問しましょう。そして、たとえ失敗してもめげるのではなく、次はどんな手で挑戦しようかと前向きに考えると楽しくなります。

[サイドメモ]　突破口

　地域包括支援センターのスタッフが訪問しても玄関先で追い返されてしまうような顕著な介入拒絶例で、それでも生活が破綻していて介入が必要な場合は、まず突破口をつくりましょう。そのきっかけとなるのは、対象者の困っていることを見つけ出して、その解決に協力すること。ささやかなことでよいので、「小さな親切」を行う。例えば、蛍光灯の管が古くなって点かなくなっているのを交換してあげ

る、ゴミ出しを手伝ってあげるなどです。実際に前橋市では、たまった請求書の仕分けを手伝うことがきっかけで家の中に入れてもらえた事例、猛暑日にエアコンが壊れたとの訴えを解決したこと（本当は壊れておらずリモコンの電池を交換しただけ）がきっかけで他の困りごとの相談も話してくれるようになった事例、重い灯油缶を移動したり、壊れたと訴えていた新品の電気温水器の取り扱い方法を説明したこと（実際は壊れておらず主電源が落ちていたため加温されなかっただけ）がきっかけで他者の支援の受け入れにつながった事例などがあります。まずは、この人は味方だ、役に立つ人だと思ってもらう。それが突破口になります。

　また、心理学でいう「互恵性の法則」も積極的に活用します。人は親切を受けると恩返しをしたくなります。何か市町村の名前の入った景品か、100円ショップで売っているような小物一つでもよいと思います。「大阪のおばちゃんの飴玉」作戦です。煎餅一袋を差し出して、「一緒に食べたくて持ってきました」も、うまくいくかもしれません。チーム員会議では、「この人、缶ビールをお土産に持っていけば入れてくれそうだよね」という話が何度も出ました。事業運営費で缶ビールは買えませんでしたが。

　さらに、別の視点としては、その人の輝いていた時代や得意なこと、大事にしていることについて、ほめたり話題に出すことが、支援のきっかけになる人がいます。庭がきれいに手入れされているのを見て、それをほめたことがきっかけで家に入れてもらえたことがあります。家にはあげてもらえたものの、介護の話になると表情がこわばる人には、室内に飾ってある賞状や感謝状を見つけて話題にしてみたり、裁縫が得意だと聞けば次回訪問時に裁縫セットを持参して教えてもらうといったことで、関わりの糸口をつかんだ事例もありました。

　「あなたに世話をしてあげるために来た」という態度では、相手は「大きなお世話だ」となってしまいます。基本は、ほめておだてて楽しく会話をする、そして、まずは「この人はよい人だ」「この人は味方だ」と思ってもらう。これが介入の始まりです。

3 アセスメント

　認知症の人については、認知症原因疾患、受診状況、認知機能、身体機能、生活状況、衛生状態など、介護者については、介護負担、介護技術、介護時間、健康状態や本人との関係性、介護への支援状況、介護保険サービス利用状況など、地域資源に関しては、支援者、住環境、ご近所、地区、市町村の制度などと、アセスメントすべき項目は多岐にわたります。認知症の人に関わるときの客観的評価の全体像を図2-2に示しました。まず、①脳病変の原因──どのタイプなのか、②認知症状（中核症状）──どんな認知機能の障害がどの程度にあるのか、③認知症状により引き起こされる生活障害、④行動・心理症状（BPSD）、⑤社会生活障害（家族や友人・関係者などとのコミュニケーション障害や関係性の悪化、介護負担など）が認知症そのものの評価です。そして、認知症に影響を与える因子である、⑥身体合併症、⑦薬剤、⑧せん妄、⑨個人史、⑩環境・社会資源を評価します。これらの評価には、観察してわかるものと、本人や介護者に質問してわかるものがあります。

　定量的な評価指標（点数として示せる指標）として、次の三つを用います。

* Dementia Assessment Sheet for Community-based Integrated Care System-21 items（DASC-21）──生活状況から認知障害の程度を判断します。31点以上が認知症の疑いです。粟田主一・編著『認知症初期集中支援チーム実践テキストブック─DASCによる認知症アセスメントと初期支援─』（中央法規出版、2015）を参考にしてください。

* Dementia Behavior Disturbance Scale-13 items（DBD13）──BPSDの一部である行動障害を評価します。妄想など心理症状を含んでいませんが、簡便なためにこれが使われます。オリジナルは28項目です。

* 日本語版Zarit介護負担尺度8項目版（Zarit care burden index-8 items：J-ZBI_8）──介護家族の介護負担を評価します。オリジナルは22項目です。

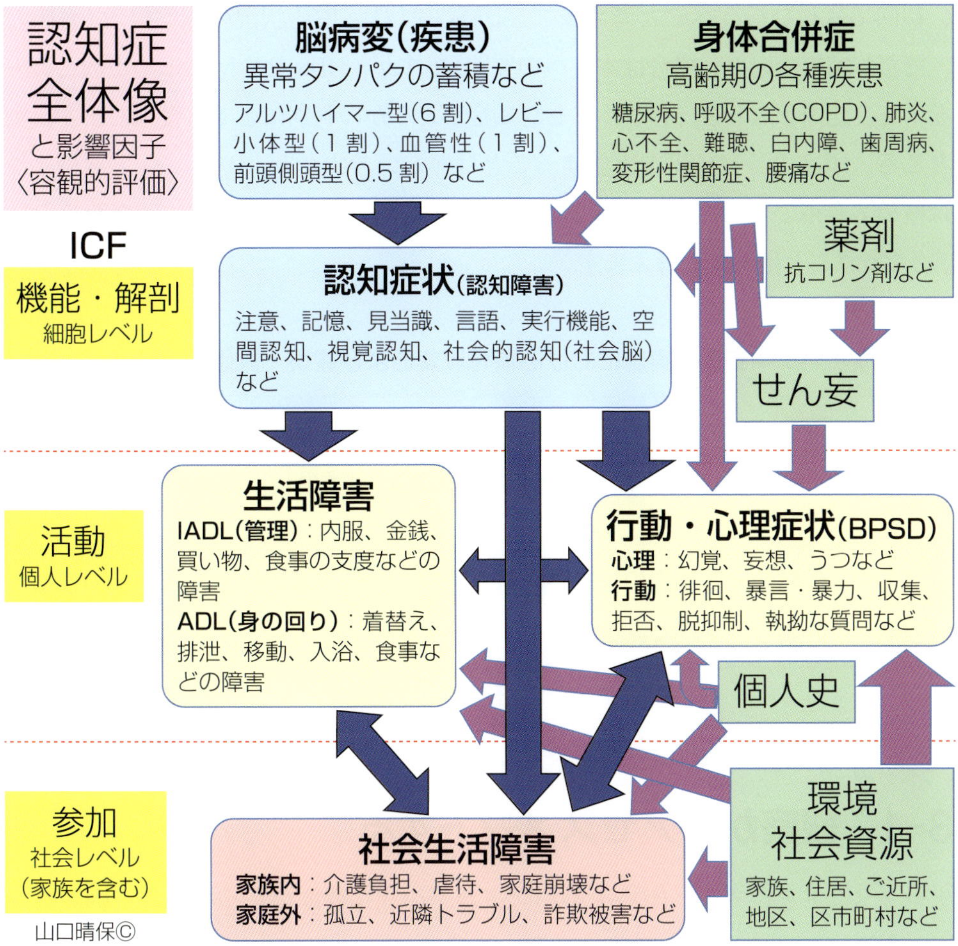

図2-2 支援チームのアセスメント全体像

認知症全体像と影響因子〈容観的評価〉

ICF
- 機能・解剖 細胞レベル
- 活動 個人レベル
- 参加 社会レベル（家族を含む）

脳病変（疾患）
異常タンパクの蓄積など
アルツハイマー型（6割）、レビー小体型（1割）、血管性（1割）、前頭側頭型（0.5割）など

身体合併症
高齢期の各種疾患
糖尿病、呼吸不全（COPD）、肺炎、心不全、難聴、白内障、歯周病、変形性関節症、腰痛など

薬剤 抗コリン剤など

認知症状（認知障害）
注意、記憶、見当識、言語、実行機能、空間認知、視覚認知、社会的認知（社会脳）など

せん妄

生活障害
IADL（管理）：内服、金銭、買い物、食事の支度などの障害
ADL（身の回り）：着替え、排泄、移動、入浴、食事などの障害

行動・心理症状（BPSD）
心理：幻覚、妄想、うつなど
行動：徘徊、暴言・暴力、収集、拒否、脱抑制、執拗な質問など

個人史

社会生活障害
家族内：介護負担、虐待、家庭崩壊など
家庭外：孤立、近隣トラブル、詐欺被害など

環境 社会資源
家族、住居、ご近所、地区、区市町村など

山口晴保 ©

以上の3尺度ならびに身体の様子のチェック票が、本事業の2013（平成25）年度モデル事業から必須のアセスメントツールとして使われてきました。3尺度は状態を数値で示すので、介入後の効果判定にも役立ちます。このほか、可能な場合は、必要に応じて全般的な障害の程度を改訂長谷川式簡易知能評価スケール（Hasegawa dementia scale-revised：HDS-R）やMini-Mental State Examination（MMSE）で評価することもあります。2015（平成27）年度からは、先の四つのアセスメントツールに限定せず、「信頼性・妥当性の検証がされた観察・評価票を用いて、認知症の包括的観察・評価を行うこと」と実施要綱が改訂されましたが、前橋市では現在でもこれらの指標を原則的に用いています。

DASC-21は実施要綱からは外れましたが、認知症かどうかの判別に極めて有用なの

で、初回ではぜひ行うべきと考えます。DASC-21は、生活状況の観察尺度（家族の観察、ただし家族がいない場合は本人への質問）ですが、HDS-RやMMSEの点数と負の相関を示し、認知テストを行わなくても認知症かどうかの判別にとても役立ちます。実際のところ、HDS-RやMMSEを実施することは難しいですから、DASC-21で評価することは極めて有用です。ただし、終了時にDASC-21を行っても基本的には変わらないので、2度行うことは不要と考えます。

認知症初期集中支援の実施における情報収集および観察・評価

> 本人のほか家族等のあらかじめ協力の得られる人が同席できるよう調整を行い、本人の現病歴、既往歴、生活情報等に加え家族の状況等を情報収集すること。
> また、信頼性・妥当性の検証がされた観察・評価票を用いて、認知症の包括的観察・評価を行うこと。

（実施要綱[1]）より）

3-1 観察からアセスメントする

アセスメントというと、HDS-RやMMSEなどの認知機能検査や様々な行動観察評価スケールをイメージすることが多いと思います。しかし、評価においては、観察を通して専門的な視点で分析することで得られた情報にこそ、重要な支援の糸口が含まれています。

1）屋外の観察

観察からのアセスメントは、訪問時の家屋周囲の観察から始まります。「家屋は保守管理されているか？」「庭木などの手入れはどうか？」「駐車してある車の傷は？」「ポストの郵便物は？」など様々な情報に目を凝らします（図2-3）。また、本人が出てこない場合は、「電力量計は？」「ライフラインはつながっているか？」なども確認します（可能な範囲で）。地域包括支援センターも関わることができていない支援対象者宅に行ったら、ポストは督促状や財産差押調書謄本がびっしり、庭には傷だらけの車と日本酒の瓶が散乱、プロパンガスボンベは撤去されていたという事例もありました。この状況から、金銭管理やライフライン、アルコールや健康・衛生管理など必要なアセスメントも見えてきます。この事例の場合は、認知機能の低下がきっかけで、様々な生活障害

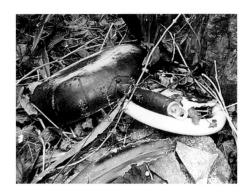

図2-3　認知症が疑われる事例宅の玄関先の様子
玄関先に割れた蛍光管や焦げたフライパンなどが散乱している。同居の息子が指摘して片づけようとすると、「ゴミの日に出そうと思っているんだから、いじるな！」と喧嘩になるとのこと。認知症の本人に聞くと「腐る物ではないからね。そのうちにまとめて捨てますよ」と言うが、本人はゴミ出し日を把握できていない。ありふれた光景として見過ごすのではなく、注意深く観察して、少しでも認知症を疑わせるものを見逃さないようにする。

を来していました。

　HDS-RやN式老年者用日常生活動作能力評価尺度の点数などは、おおよその状態（能力レベル）を把握することや経時的変化を追うことには優れていても、認知症の本人が日常生活のどこに困っているのかの評価にはつながりません。生活状況を観察することが極めて重要です。認知症は生活障害であり、生活状況の把握が基本！なのです。

2）屋内の観察

　玄関を開けてもらうことができたら、臭いや屋内状況を見ます。認知機能の低下とともに、整頓が苦手となり、掃除や洗濯が行き届かなくなりますし、屋内の臭いもキツくなります。本人が出てきたのであれば、身だしなみや衣服も確認します。化粧や髭剃り、整髪などの整容ができているか（意欲や遂行機能）、衣服は季節に適したものか（見当識や着衣失行といった頭頂葉機能）、本人に近づくことができれば、口臭（口腔衛生）や尿臭（失禁や漏れ）、姿勢と歩容（脳血管障害を示唆する運動麻痺の有無、正常圧水頭症やパーキンソニズムに特有な姿勢や歩き方の有無）についても確認します。

　屋内にあげてもらうことができれば、居間に通されるまでに飾ってあるお土産や写真、賞状などが、その人の人生を物語ってくれます。そして、それがネタとして、導入の話題になります。最初から困りごとの本質を聞くのではなく、今までの生活歴や趣味、活躍していたときの話題など、その人の"人となり"の部分から情報収集します。

また、キッチンやトイレ、風呂場などの水回りをのぞくことができると、実際の生活状況をかなり詳しく把握することができます（**図2-4、図2-5**）。「トイレや風呂場で転ぶ人が多いので生活動線を見たい」という依頼やら、「ごめんなさい！　トイレ貸して！」というお願いなどでチャンスをつくります。次の訪問時に梨を持っていって、梨の上手なむき方を指南していただいたことがきっかけで、それまで入り込めなかったキッチンの状況が把握できた人もいます。煎餅などを持っていき、お茶を所望して淹れられるかどうか観察するのもテクニックです。あの手この手で、家の中を観察させてもらい生活状況をつかむことが、支援の第一歩です。

　年配のベテラン保健師からこんな話を聞いたことがあります。「昔は一軒一軒回って家の中に入れてもらい、冷蔵庫の中までチェックできたら一人前だった」とのことです。今の市町村保健師はデスクワークが中心で、あまり訪問しないからダメだと嘆いておられました。ぜひともチーム員は、「冷蔵庫の中を見せてもらうこと」を目標に入り

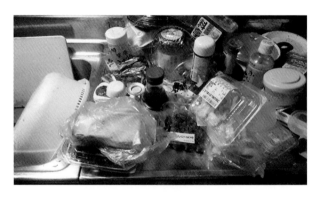

図2-4　80歳代独居の女性宅の台所
流し台の横には、食べられる物と食べられない物が混在していた。

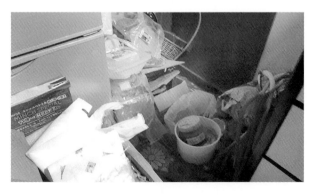

図2-5　勝手口の状況
物が散乱し、冷蔵庫や勝手口のドアが開かなくなっている。

込んでください。冷蔵庫の中を見せてもらえたら、信頼を得た証拠であり、あなたは支援のエキスパートです。

3-2 アセスメントする環境をつくり出す

　本人からの聴取だけでは、実際の生活状況を短時間で正確に把握することは難しいです。家族や主介護者からの客観的な情報が欠かせませんが、聴取しようにも本人が目の前にいると家族も話しにくいものです。一方で、本人を目の前にして日々の生活上での失敗を話し、本人が不穏になることに気づかない家族もいます。それ自体は「家族の疾病への無理解」というアセスメントにはなりますが、今後の関係性に影響します。そのため、筆者らは、二人のチーム員のうち一方が本人のアセスメントをしている最中に、他方が家族から実状を聴取する方法でアセスメントを実施することが多いです。方法としては、「身体の動きを見させてください。立ち上がってみましょう。痛いところはないですか、では歩く姿を見せてください」といった具合に誘導して本人と家族を離し、アセスメントしやすい環境をつくり出します。家族と離れたところで認知症の本人から話を聞くと、本人が同居家族に対して抱いている不信感や悔しさなどを語ることもあります。このように、セパレートして話を聞くことが、本音やニーズを把握する基本です。

　どうしても両者を引き離す環境をつくり出すことが難しい場合は、無理をせずにほかの手段を考えます。例えば、介護負担感や行動障害などのスクリーニングシートを返信用封筒とともに家族に渡して時間のあるときに返信してもらう方法や、あらかじめ困難であることがわかれば、事前に家族へアセスメントシートを郵送して状況を把握する方法をとる場合もあります。また、訪問前に、家族だけ別な場所に来てもらい、面談で事前に情報収集する場合もあります。手間はかかりますが、こうして状況を事前に把握しておくと、訪問時に本人を不機嫌にする失敗を予防したり、うまく本人の信頼を得ることに役立ちます。

3-3 身体機能のアセスメントと疾患特異的なサインに気づく

　前橋市では、身体機能などについてチェック票（巻末資料⑦）を作ってアセスメントしています（表2-1に項目一覧を示す）。チェック票を使うと、もれなくチェックできる、ひと目で問題点を把握できる、どのチーム員が評価しても同様の結果が得られると

いうメリットがあります。

　認知機能を他人にアセスメントされるのは誰でも嫌なものですが、血圧や運動機能、筋トーヌス（固縮の有無の確認）の検査はさほど違和感なく受け入れてもらえます。血圧計や打腱器を見ると、腕を出してくれる人が多いです。それらをきっかけに、上肢の交互変換運動（図2-6；両上肢を肘関節屈曲位にして前腕の素早い回内・回外を繰り返す、キラキラ星の動き→パーキンソニズムや運動失調、運動麻痺を検出）、上肢の他動運動（図2-7；力を抜いてと指示し、上肢を検者が動かしてみて痙縮や固縮の有無をチェック）、眼球運動（左右上下方向）、上下肢の筋力、歩容（歩き方）や片足立位（開眼で片足立ちを何秒できるか→数秒以下だと転倒リスク）、構音障害（ルリモハリモテラセバヒカルとスムーズに言えるか）などを確認します。もちろん、チーム員が病名を診断することはないですが、支援方針を検討する際に認知症の原因疾患を探ることは、適切な医療や介護サービスに結びつけるためにも重要です。表情の硬さや上肢の固縮、立位バランスの悪さが気になれば、幻視や自律神経症状の有無、転倒歴、レム睡眠行動障害にまつわるエピソードがないかといったことも追加で質問していきます（これらはい

表2-1　身体機能関連のチェック票の項目一覧（前橋市の例）

①身体機能 ── 運動麻痺/失調、筋力低下、疼痛/浮腫、転倒歴、歩行障害
②コミュニケーション ── 言語での基本的な意思疎通、視力/幻視、聴力
③衛生状態/栄養 ── 身体の清潔、衣服の清潔、家屋/室内環境の清潔、痩せ/肥満、褥瘡の恐れ
④摂食状態 ── 摂食拒否/過食、咀嚼/嚥下困難
⑤排泄状態 ── 尿失禁、便失禁、便秘
⑥睡眠/日中活動状況 ── 睡眠に問題、夜中の大声、夜間せん妄、日中の活動状況
⑦家屋状況 ── 改修必要性、生活動線上の段差/転倒リスク
⑧本人の状況に対する家族の理解 ── 認知症に対する家族の理解
⑨生活状況 ── 1日の過ごし方、趣味/楽しみ/特技、他人や地域との交流

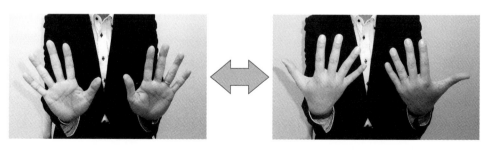

図2-6　上肢の交互変換運動
　前腕の回内と回外を素早く繰り返す。キラキラ星の動き。

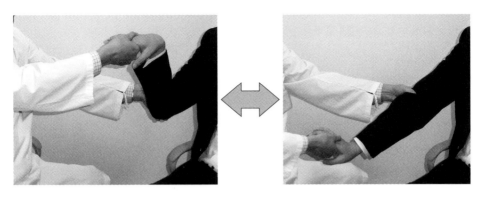

図2-7　上肢の固縮の検査
Z型（手掌屈・肘屈曲）とJ型（手背屈・肘伸展）を繰り返す。

ずれもレビー小体型認知症を疑わせます）。幻視や妄想性誤認（例えば、女の人が家の中にいて夫が浮気している）などがきっかけとなって、家族との口論や虐待などにつながっている事例もあります。

　これまでの訪問で、意味性認知症や進行性核上性麻痺、大脳皮質基底核変性症などの比較的頻度が少ない事例にも遭遇することがありました。チーム医師が同行訪問することは現実的ではないため、コメディカルがそれらの疾患に特異的なサインに気づくことができるように、最低限の知識をつけて訪問することも大切です。

　ここで、認知症の疾患特異的なサインをもれなくアセスメントするツールを紹介します。「認知症病型分類質問票43項目版（Dementia Differentiation Questionnaire-43 items version：DDQ43）」（巻末資料⑧；山口晴保研究室ホームページからダウンロード可能）を、家族介護者に記入してもらうか、チーム員が聞き取って記入します。代表的な認知症疾患の特徴的な症状を網羅してあるので、重要な情報をもれなく得られます。そして、チェック結果を一瞥するだけで、どの病型（原因疾患）なのか、おおよそ見当がつきます。チーム員やチーム医師が病型を類推するのに役立ちますので、ぜひ活用してください（172ページを参照）。

[サイドメモ] 疾患特異サインを見落とさない

認知症疾患のタイプによって特徴的なサインがあります。それらを見逃さず、チーム医師に報告しましょう。

認知症各病型に特徴的な症状（サイン）

疾患	サイン
アルツハイマー型認知症	病識低下、取り繕い、もの盗られ妄想、陽気
レビー小体型認知症	リアルな幻視、症状の変動、パーキンソニズム（固縮、小刻み歩行、すくみ足）、レム睡眠行動障害（夜中に夢を見て大声を出したり活動する）、立ちくらみや失神、重度の便秘
血管性認知症	偽性球麻痺（言葉が不明瞭で発語がのろく、むせやすい）、感情失禁（わずかな刺激で泣く）、うつ
行動障害型前頭側頭型認知症	スイッチ易怒（突然怒る）、脱抑制（我慢できない）、常同行動（しつこく繰り返す）、病識欠落
意味性認知症	身近な物品の名称が出ない（字を書くものとわかっているが、エンピツという名称を言えない）
進行性核上性麻痺	パーキンソン病の薬が効きにくいパーキンソニズム、眼球が上下に動きにくい
大脳皮質基底核変性症	左右どちらかの手が動きにくかったり、勝手に動く

3-4 認知症の行動・心理症状（BPSD）を捉える

　認知症の人に見られる幻覚やうつなどの心理症状と、徘徊や暴力などの行動症状を合わせて、認知症の行動・心理症状（BPSD）といいます。これは国際老年精神医学会が定めた用語ですが、どのような症状をBPSDというかに関しては、専門職でもばらつきがあるようです（「[サイドメモ] BPSD」を参照）。

　徘徊や妄想とひとくくりで語られる現象も、本人からすると、その言動には背景があります。例えば、支援チームで筆者が担当した事例は、夕方になるとソワソワし始めて、「お世話になりました。そろそろ家に帰ります」と落ち着かなくなります。学問的

には「夕暮れ症候群」「帰宅願望」とでも分類されるでしょうか。しかし、この事例はなぜ落ち着かなくなるのか検討してみると、奥さんが入院してからこのような言動が聞かれるようになったことがわかりました。もともとは、奥さんと本人、それに息子さん夫婦との四人暮らしでした。ある日、奥さんが転倒骨折して入院しました。アルツハイマー型認知症の本人は、日中お見舞いに行ったにもかかわらず、夕方にはそのことを忘れてしまいます。息子さんは毎晩仕事で帰りが遅くなるので、家ではお嫁さんと二人になります。今まで数十年間、夕方になると風呂に入り、奥さんとお嫁さんと本人の三人でご飯を食べるのが習慣だったのです。ここまでのストーリーを聞けば、落ち着かなくなる理由は誰でも察しがつくと思います。実際にこの事例の場合、奥さんが退院してきたあとは、夕方に落ち着かなくなることが消えました。

　もの盗られ妄想や嫉妬妄想も、これまでの数十年に及ぶ夫婦関係の中から出てくる発言なのかもしれません。今まではお互いに譲り合って成り立っていた関係性が、一方の認知機能、それも前頭前野が関与する社会的認知（共感・思いやり）のような高度な認知機能が低下することにより、崩れてきます。そこに、エピソード記憶の障害や見当識障害、自己を客観的に捉える認知機能の低下などが加わることで、今まで通りの"絶妙な"関係性が崩れてくる場合があります（図2-8）。BPSDのアセスメントも、もの盗られ妄想が「あるか否か」だけでなく、その背景の文脈まで捉えようとする姿勢（わからなくても）が重要と考えます。そこに関わりと問題解決の糸口が隠れている事例もあるからです（詳細は57ページの「5-3　社会脳（関係性の認知機能）の障害」を参照）。

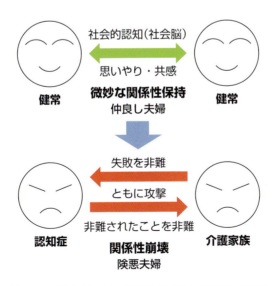

図2-8　認知症による関係性の変化とBPSDの出現

> **[サイドメモ] BPSD**
>
> 　日本では、BPSDは認知症状(いわゆる中核症状)を背景にして、不安や不適切なケアや環境によって二次的に発生するものという捉え方が主流ですが、本来の定義には"二次的"といった縛りはありません。レビー小体型認知症で見られる幻視や、行動障害型前頭側頭型認知症に見られる易怒性や脱抑制は、脳病変に直接起因する認知症状であると同時に、BPSDにも該当します。このような柔軟な理解が必要です。どちらかに分類しようとすると無理が生じます。BPSDにはケアや環境の影響を色濃く受けるものがありますが、その一方で、認知症状そのものであるものもあります。
>
> 　認知症状は治りにくいがBPSDは治療可能という捉え方もあります。これは、おおむね当てはまります。アルツハイマー型認知症治療薬を使っても、記憶障害は治りにくく徐々に進行します。しかし、幻視や妄想、易怒性などは、適切な薬剤とケアで消失〜軽減が可能です。認知症状は受け入れ、BPSDは消失を目指すことで、認知症という困難を抱えながらも、本人と家族が穏やかな生活を継続できると考えます。この意味でも、BPSDをアセスメントして対応プランを考えることが、支援チームの役割として重要です。

3-5 生活障害と脳機能障害を結びつけて評価する

　ADLやIADL(instrumental activity of daily living；手段的日常生活動作)を観察からアセスメントすることに慣れていないと、更衣や排泄が「できる、できない」または「自立、修正自立、一部介助、全介助」といった単純な評価になってしまう傾向があります。しかし、認知症による生活障害は、認知機能の低下に起因しています。

　例えば、アルツハイマー型認知症では、初期段階は記憶や実行(遂行)機能などの認知機能低下の影響を、そして、進行とともに見当識や頭頂葉機能などの低下の影響を受けます。調理動作を例にとれば、初期段階では包丁や鍋の操作など手続き記憶や頭頂葉の機能に基づく動作は比較的保たれていますが、冷蔵庫の中身の記憶や直近のメニューの記憶がなく、季節の野菜などを加味して献立を考えて効率的に料理を作ることが難しくなります。そのため、メニューのバリエーションが減り、冷蔵庫に同じものや消費期限切れのものがたまるなどの問題が出てきます。この段階で「調理はできますか？」という質問をすると、本人と家族は「できる」と答える可能性があります。「以前と比べて最近は、メニューが固定化されたり、味つけが一定しなくなってきたということはあ

りますか？」という質問だと、異なる答えが返ってくるはずです。

　できるか否かではなく、質的な変化やその変化が何によるものなのかを探ることで、支援策につながっていきます。また、本人のできないことを探すのではなく、「残存している」能力を探るというポジティブな考え方も大切です（具体的な支援については「第Ⅲ部　認知症初期集中支援チームで実際に関わった20事例」を参照）。

3-6　効果評価のための指標

　この事業全体としてどのような効果が上がっているのかを示す尺度として、平成26年度までの実施要綱では、生活機能の尺度としてDASC-21、行動障害の尺度としてDBD 13、介護負担の尺度としてJ-ZBI_8を挙げていました。これらの尺度で見ると、事例ごとのばらつきは大きいですが、①DASC-21は経過とともに徐々に低下するので効果は示せない（このためDASC-21を再評価する必要はないと考えます）、②DBD 13で行動障害は低減できる傾向にあるが、ばらつきが大きくて統計学的な有意差を示せない、③J-ZBI_8で介護負担は有意に低下する、という結果を前橋市では示しています（図2-9）。よって、J-ZBI_8は最終評価でも行って、効果を数値で示すことが望まれます。J-ZBI_8で効果を示せば、チーム員のモチベーションが上がるだけでなく、事業主体の市町村もやり甲斐を感じてくれるからです。なお、この前橋市の結果の数値は、全国調査とも同様の傾向で、筆者らの支援チームによる平成25年度モデル事業の成果とも一致しています[2]。

1）前橋市の成果

　前橋市で支援が終了し定量的評価のできた65例について、介入前後を比較したものを図2-9に示します。認知・生活機能障害を表すDASC-21（n=65）は、介入開始時44.6±13.6点、介入終了時45.4±13.2点で有意差なし（p=0.358）でした。行動障害を示すDBD 13（n=61）は、介入開始時18.8±9.9点、介入終了時18.0±9.3点で低下気味でしたが、有意差はありませんでした（p=0.491）。介護負担感を示すJ-ZBI_8（n=61）は、介入開始時13.0±8.9点、介入終了時11.3±7.8点で、有意に低下しました（p=0.035）。

2）全国246例の成果

　全国調査（平成27年度）の結果を図2-10に示します[3]。終了時に、DASC-21は悪化傾向、DBD 13はわずかに改善、J-ZBI_8は改善を示しました。

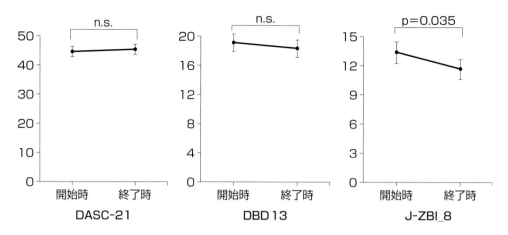

図2-9 各評価スケールによる介入前後の比較（前橋市）

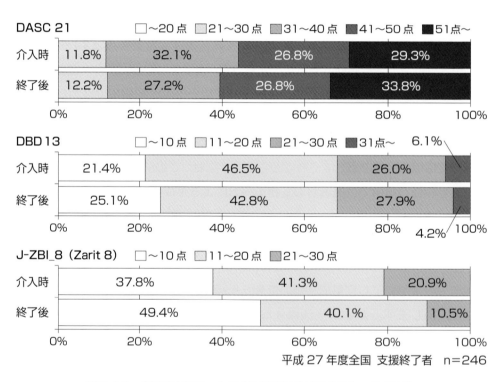

平成27年度全国 支援終了者 n=246

図2-10 全国の支援チームの介入前後における各スケールの変化
（文献3より作成）

4 誰が何に困っているの？

　困りごとを的確に把握することが適切な支援につながります。認知症の多くは進行性のため、支援の対象が「認知症疾患」（つまり、疾患の診断と治療）ですと、そもそも解決の糸口を見失ってしまいます。適切な医療や介護に結びつくことは大切ですが、早期診断されれば本人と家族は幸せなのでしょうか。抗認知症薬を服用することで、問題は解決するのでしょうか。多くの認知症の人やその生活を支える介護家族は、認知機能の低下による生活上の支障や今後の見通しへの不安、今までとは異なる状況への戸惑いなど、様々な困難を抱えて生活しています。そこで、この"問題"をどう捉えるべきか、少し考えてみましょう。

4-1　"問題"とは何か

　そもそも"問題"とは、あるべき姿と現状とのギャップで、解決すべきと考えられる事柄ですが、ここで議論になるのが"誰にとっての"問題なのかということです。認知症の本人なのか、その介護家族なのか、または周囲の支援者や専門家なのか。誰にとっての問題なのか、誰が何を問題視しているのかを明確にします。

4-2　誰にとって何が問題なのか

　表2-2の「皆が困っている」の具体例として考えると、記憶の低下により今までの社会的な活動がうまくできずに認知症の本人が困っている場合（初期段階で病識が保たれている事例など）が考えられます。逆に、うつ状態の人は、本人が「私はもの忘れがひどくてもうダメ」と訴えても、専門職からすれば問題ない（表では×）と判断されることもあります。こういった場合には、本人の気持ちに最大限に寄り添いながら、認知機

表2-2 誰が困っているか？ー誰の問題なのかー

誰が困っているか？	認知症の本人	家族や周囲の人	専門職
皆が困っている	○	○	○
本人は困っていないが周囲が	×	○	○
家族に問題／周囲が困る	×	○	×
本人だけ困っている（うつ）	○	×	×
専門職が問題視	×	×	○

○…困っている　×…困っていない

能低下に起因する日常生活の不便さへの対応を一緒に考えていきます。

　アルツハイマー型認知症であれば、病気の進行とともに病識も低下してきて、本人はさほど困っていないと主張しますが、介護家族が日々の生活障害とその対応に困っており、専門職から見てもその問題が明らかな場合もあります（**表2-2**の「本人は困っていないが周囲が」）。本人も別居の家族も困っていない（気づいていない）が、独居でゴミ出し日が守れない・回覧板を紛失してしまうなどのトラブルで近隣住民が困っている場合もあります。

　「義母の認知症が悪化しており、家族に怒鳴るので毎日喧嘩になり、家族が疲弊している」などと相談窓口で切実に娘が訴える事例も、娘が健常な義母との関係の悪さを「認知症」という口実を使って解決しようとしている場合もありました。また、ごく初期段階の認知機能低下で、本人も専門職としても「認知症」と特別扱いするよりも、今までと変わらずにできることを続けられればよいと考えているにもかかわらず、「認知症で何もわからない、同じ間違えばかりするし、もうやらないでくれ」と、まだ本人ができることを取り上げてしまう家族もあります。これらの場合は、家族が「困っている」と訴えるものの、実際は家族自身が一番の問題発生源であったりもします（**表2-2**の「家族に問題／周囲が困る」）。

　さらには、本人も周囲の人も認知機能低下を「年のせい」と気にしていなくても、明らかに早期対応が必要な治療可能な認知症（treatable dementia）やせん妄だと専門職が気づく場合もありますし、逆に、本人も家族も「年のせい」だからこのまま穏やかに在宅生活をしたいと思っていても、周囲の専門職が「正確な鑑別診断を受けて介護保険サービスの利用を申請しましょう」とまくし立てることで、本人のBPSDや周囲との関係性が悪化していることもあります（**表2-2**の「専門職が問題視」）。筆者が支援に関わったある高齢者の家は、戦後すぐに建てられた日本家屋といった環境で、ハイテク化された現代の家屋とは比べるべくもなく、障子戸で温度変化も大きく、害虫も多くて不

衛生な環境でした。こちらからすると、「もっときれいにしたほうが……」と感じてしまいますが、ずっと以前からそのような生活スタイルだったとのことで、専門職のフィルターで見た問題点は「余計なおせっかい」だったと反省しました。

以上のように、"誰が"困っているのか（または問題としているのか）という視点で見ることで、関わるべきポイントも明確になってきます。誰にとっての問題点なのか、誰が問題と判断しているのか、その判断理由は何なのかと分析していくことも、重要なアセスメントなのです。

4-3 何が問題の本質なのか

"何が"問題の本質なのかといった視点も大切です。例えば、認知症そのものが問題の本質の場合、認知機能低下による日常生活の障害自体が問題となります。本人や家族がそれに困っているのであれば、生活（管理）支援が必要となります。具体的には、記憶と見当識が低下したことで服薬管理が難しくなっているのであれば、配偶者の声かけとピルケースの活用といった人的・物理的代償手段で、記憶障害という認知機能低下への解決策を考えるといった具合です。

一方で、認知症の本人が問題なのではなく、周囲の人が問題の主であることも考えられます。例えば、母親の年金を頼りにしている同居の息子が適切な医療や介護サービスの利用はお金がかかるとして拒否している場合や、認知症の夫がすぐに忘れるのをよいことに妻が今までの鬱積をはき出すように虐待している場合など、これら実際に筆者らが経験した事例は、"問題の本質"が認知症の本人ではなく、当事者を取り巻く周囲の人たちにありました。

また、対応不可能な事項が問題の本質として捉えられてしまっている場合もあります。例えば、認知症を改善するためには、アルツハイマー型認知症治療薬の服用や認知症疾患医療センターの受診、リハビリテーションの実施が必須であると固く思い込んでいる家族も少なくありません。このように認知症に対する理解に乏しい家族は、「認知症の専門医を受診したがらないから問題」「認知症の薬の服用を拒否しているから問題」「デイケアを拒否するから問題」といった訴えで問題点を挙げてきます。しかし、これらの問題点は、神経変性疾患が主因である認知症の特性を踏まえると、訴えの内容が導入できても、必ずしも問題が解決されるわけではありません（「［サイドメモ］常識が問題を引き起こす」を参照）。むしろ、日々身近にいる家族が認知症のことを適切に理解して、よき理解者として本人と一緒に認知症と向き合うほうが、よほど本人のBPSD軽減に結びつきます。

もちろん、受診や服薬が円滑に導入されるのであればよいですし、専門医の受診と適切な投薬治療などにより、BPSDの症状改善やtreatable dementiaの早期発見・対応など様々なことが期待されるため、それらを否定するつもりはありません。家族が受診や服薬についてすべてを解決する神話のように捉えているところに、問題が隠れています。これは、家族だけでなく、時たま専門職にも見られます。専門医の受診や適時適量の服薬管理を最優先事項として地域包括支援センターのスタッフやケアマネジャーなどが支援を勧めるあまり、本人がかえって落ち着きを失っている場合などです。しかし、それらを実施することが本当に本人の穏やかな在宅生活の継続につながるかというと、そうでもなく、専門職の仕事を遂行することが優先されているだけかもしれません。受診や服薬で問題が解決されると専門職が考えている場合、それを不必要と考えている本人（や家族）がいるという現実との間に乖離が生じ、結果的には認知症の本人を追い込むことにつながってしまいます。認知症に関する医療や介護資源につなげることは当然ですが、それで解決されることには限界がありますし、本人と家族が認知症のことをどう捉えて、正しく理解するか、そして、どのように向き合っていくかのほうが大切である場合も多いのです。

［サイドメモ］　常識が問題を引き起こす

　まずは、「認知症の専門医を受診したがらないから問題」「アルツハイマー型認知症治療薬の服薬を拒否しているから問題」という"問題"から説明していきましょう。専門医を受診して正確な診断を得て、アルツハイマー型認知症治療薬を処方してもらえば進行を遅らせることができるから、ぜひそうさせたいと願うのは家族の思いです。しかし、年齢が85歳以上と高齢の場合、アルツハイマー型認知症治療薬に必ずしもメリットがあるとは限らないことが最近示されています[4]。まず、この薬剤が根本的治療薬ではないこと、そして、進行を遅らせるメリットが本人からしてみれば「認知症の期間を引き延ばす」という点で必ずしもメリットではないこと、さらに、高齢では薬剤の副作用が出やすいことなどを考慮すると、85歳以上ではアルツハイマー型認知症治療薬を内服しないという選択肢もあります。また、「受診したがらない」という本人の気持ちに反して受診すると、「私を馬鹿にして、認知症扱いした」などネガティブな影響が表れる場合もあります。特に高齢の場合ですが、無理に受診したり服薬しなくてもよいと介護家族が認知症を受け入れることで、穏やかに過ごせる場合があります。

　介入を拒否するような困難事例の場合は、アルツハイマー型認知症治療薬によっ

て易怒性が増して、ますます介護が大変になる場合もよくあります。これも、やたらに医療に結びつけないほうがよい根拠の一つです。ただし、認知症の治療経験が豊富な医師にかかるのであれば、状況を見てそのような処方はしないので、受診がよい方向に働くことが多いことも事実です。ただ受診すればよいのではなく、困難事例にうまく対処できる経験豊かな医師への受診が必要です。残念ながら、専門医の中に、「アルツハイマー型認知症です」と言うだけの希望のもてない告知をして、アルツハイマー型認知症治療薬を処方するだけの医療を行う医師がいるのも事実です。

　「デイケアを拒否するから問題」という"問題"は、介護家族や担当ケアマネジャーが「認知症の進行を遅らせるにはデイサービスが必要」と信じている点にあります。これが正しい考えとなるのは、本人が喜んで通い、そこで役割があり、ほめられて、残存能力を発揮している場合です。嫌々ながら通ったのでは、必ずしも有効ではありません。また、多くのデイサービスがサービス満点で、本人のできることまでしてあげて、本人の能力を低下させる「おせっかいケア」（残存能力を奪うケア）をしています。まずは本人の要望に耳を傾ける必要があります。そして、自宅でも役割をもち能力を発揮して進行を遅らせることは可能なことを、介護者やケアマネジャーにわかってもらう必要があります。

5 代表的な「困りごと」を考える

　ここでは、代表的な困りごとについて、具体的な事例を交えながら考えてみます。先にも述べた通り、もの盗られ妄想があるか否かといった短絡的なアセスメントではなく、関係性の文脈やその背景を探るようなアセスメントが大切です。そのようなアセスメントが、「もの盗られ妄想だから○○をする」といったマニュアル的な対応ではなく、根本的な解決策を考えることにつながるはずです。
　前橋市では『家庭介護ガイドブック－認知症の人と家族が穏やかに在宅生活を続けるための秘訣－』を用意し、訪問時に介護者に渡して家族指導を行うことで、効率的に、ビジュアルでも説明を行い、理解を深めてもらってます。第Ⅲ部の事例のところでも、このガイドブックの活用がしばしば出てきます。

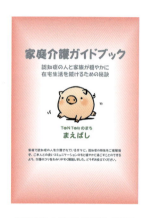

訪問時の家族指導に活用

5-1　注意・実行機能障害を背景とする生活障害

　アルツハイマー型認知症や脳血管性認知症、レビー小体型認知症などでは、いずれも初期段階から注意・実行（遂行）機能が低下しやすいです。社会の中で自立した生活を送るには生活を管理する能力が必要になりますが、これには高度な注意・実行機能が必要です。

1）調理の段取りが難しい

　例えば、調理を考えたとき、包丁やガスコンロの扱いができたとしても、ここ最近の献立や栄養バランス、冷蔵庫にある食材までも考慮して調理することが実際には求めら

れます。また、複数の調味料を使ったり隠し味を工夫したりという微調整も認知症では困難になり、結果的に調理動作全体の質が低下してきます。家族も変化に気づくとともに、本人も今までできていたことがうまくできずに困惑していることもあります。

　この段階では、本人にすべてを任せることは難しくても、調理の動作自体はできているので（手続き記憶で保たれている）、家族やヘルパーが一緒に調理をするなどして（手を出さないで、「次は○○ですね」などと声をかけるだけでも上手にできる）、本人の役割が失われないようにします。ただし、女性は自分の台所に他人が入ることを嫌う人が多いので、「調理のコツを本人からヘルパーが伝授してもらう」などの入り込み方のコツが必要になります（「先生、私に教えてください」という態度だと受け入れてもらえる）。

　アルツハイマー型認知症では、進行に伴い頭頂葉の機能（空間認知など）が低下してくると調理の動作自体も困難になってきます。少しずつでもできることはやってもらいながら、役割が移行できるような支援が必要です。

2）火の元の管理が困難

　独居の場合は、特に火の元の管理が問題になります。ガスコンロや冬期の石油ストーブは高齢者にとって使い慣れたなじみの道具ですが、失火のリスクが高く、独居生活の継続を考える上で、近隣住民や子どもたちが最も懸念することの一つです。できるだけ本人が器具に対応できる早い段階で、IHクッキングヒーター（認知症になってからでは使いこなせない可能性が高いが）や安全装置付きの暖房器具の導入が望まれます。ガスレンジを使う場合は、立ち消え安全装置がついている新しい器具にする、（使いこなせるかが問題ですが）油温を一定に保てる装置のついた器具にする、などの工夫があります。天井の煙感知器や熱感知器も有用でしょう。家族が本人の了解を得ないで、ガスの契約を止めたり石油ストーブを撤去することもありますが、このような対応をきっかけに本人があきらめる場合もあるものの、かえって本人のBPSD悪化（被害妄想など）につながる場合が多いです。

　認知症の進行によりできなくなる動作は必ず出てきますが、その動作が続けられるように環境を工夫する視点と、代わりの役割が継続できるような工夫や支援をする視点の両方が大切です。

3）入浴を嫌がる

　入浴拒否の問題も、家族からの困りごととして相談を受けることが多いです。認知症の進行とともに、本人が入浴動作を面倒くさがるようになり、結果的に入浴拒否につな

がります。そもそも入浴動作は、更衣や洗体、移動、水栓・給湯器・換気扇などの道具操作といった複雑な工程から構成され、高いレベルの認知・身体機能が必要となります。育児場面を考えるとわかりやすいですが、「あったまるね〜」と風呂でゆっくりする子どもより、風呂に入ること自体を嫌がる子どものほうが多いです。そもそも人間にとって面倒くさい動作なのです。

　入浴は排泄のように生理的にどうしても毎日行う必要があるものではないため、本人も入らなくてはならないという認識が低いです。また、他人に介助されたくない動作ですが、徐々に認知症が進行してシャンプーやせっけんの区別も困難になってくると入浴介助も必要となります。神経質な介護家族で、本人が毎日入らないと家族が"気持ち悪い"場合もありますが、最低限の清潔が保たれていればよいのかもしれません。家族によっては、そもそも自宅での入浴をあきらめ、週末のみ息子が日帰り温泉に連れていく場合や、デイサービスにお任せにする場合なども多いです。そのような対応も一つの方法ですね。

4）食にまつわる困難

　過食は進行した認知症者で見られる行為ですが、特に「ご飯を食べたのに忘れてまた食べる」といった過食に関する家族の困りごと相談を受けることが多いです。単に記憶障害により食べたことを忘れるだけでなく、満腹感を感じにくくなっていること、焦燥感が強まっている状況、もともと食に関する欲が強いなど、複数の要因があるようです。そのため、食事の頻度を増やす、10時と15時におにぎりを渡す、お茶や果物を食べてもらう、服薬内容を調整する、「ご飯は？」と言われたら準備を始めて一緒に手伝ってもらう、デイサービスの利用時間を延長するなど、人によって様々な対応方法が必要でした。筆者の場合、「たくさん食べても体重があまり増えていなければ大目に見ましょう。いずれ食べられないことが問題になってきますから、食べられるうちに栄養をつけとくのもよいかなとポジティブに考えてください。さっき食べたでしょ！などと叱るのだけは避けましょう」というふうに家族に話します。

　ある事例は、家人が前夜に翌日の食事や弁当のおかずを作っておくと、夜中に冷蔵庫から出してすべて食べてしまっていました。そこで、すべてを冷凍保存にしたところ、そのうちに冷蔵庫を開けなくなりました。現実的にここまで対応するのは大変ですが、これらの対応も一時的であり、いずれはこのような動作が見られなくなるといった"見通し"を伝えるだけでも、家族の介護負担感は軽減します。

　認知症がさらに進むと異食が出現します。食べ物と誤認して食べられないものを食べてしまう誤認の場合と、手当たり次第に何でも口に入れてしまう口唇傾向という1歳児

のような脱抑制・常同行動の症状の場合があります。いずれにしても、食べると危険なものは片づけておきましょう。

　拒食の場合は、①食べ物を食べ物として認識できているか、②食欲をそぐような薬剤が処方されていないか、③本人が死んでしまいたいと思うようなイベントがなかったか、などの要因を探り対応します。咀嚼嚥下機能のアセスメントも欠かせません。

5）運転したがる

　自動車の運転も難しい問題です。筆者らの住む群馬県は人口あたりの自動車保有台数が全国1位で、自家用車がないと生活が非常に不便となる土地柄であり、高齢者における免許保有が外出頻度に影響することを示した調査結果もあります。しかし、全国的にも高齢者による自動車運転の事故が大きな問題となっており、認知症の診断がつけば自動車の運転免許証を返納する必要があります。市町村によっては、運転免許証返納の際にタクシーやバスの運賃補助を行う制度もありますが、高齢者が便利に使える公共交通機関の整備がなされなければ、根本的な解決にはなりません。

　認知症になると適切な判断の下での安全な運転はできなくなりますが、手続き記憶により運転の動作自体はできるため、本人は「今まで事故を起こしたことがない優良ドライバーだから大丈夫」などと言って、家族の説得には応じにくいです。家族が鍵を隠す、バッテリーを外す、車を売却するといった強硬策をとることも多いですが、かえって本人が怒りっぽくなり、新しい車を購入してくることすらあります。医師に運転を控える旨の手紙を書いてもらい壁に貼っておく、怒りっぽい場合は投薬内容を調整してもらう、警察署や公安委員会に相談するなどの対応も必要かもしれません。穏やかな在宅生活の継続には、介護家族以外の人に"悪者"になってもらったほうがよいこともありますが、医師が悪者になってしまうと、それ以降の受診を拒否する場合もあるので、もちろん臨機応変な対応が必要です。

6）服薬管理

　服薬管理は非常に多い困りごとの一つで、本人も介護家族も困っていることが多いです（図2-11の上段、77ページの図3-1、148ページの図3-2を参照）。飲み忘れ予防としてカレンダー式の服薬管理グッズが用いられることもありますが（図2-11の下段）、そもそも日付がわからなくなると管理が難しくなります。そのため、空いている枠があるとかえって不安になるのか、間違えた配薬となっている場合も多く見かけます。特に、血糖降下剤や抗精神病薬など、服用方法を誤ると意識障害などを来す薬剤が処方されている場合には注意が必要です。物理的な代償手段だけでなく、訪問介護やデイサー

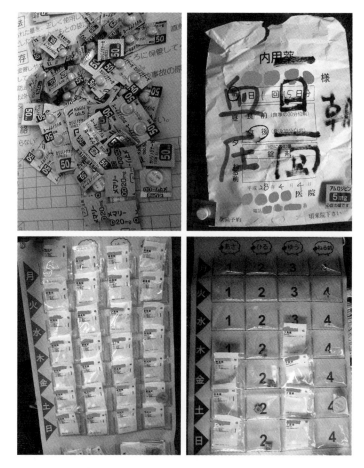

図2-11 認知症における薬剤管理の難しさ
上段左：大量の残薬が混在しており、管理できないままになっている。
上段右：内服薬が1種類でも、何の薬剤でいつ飲むのかがわからなくなる。本人は忘れまいと袋に書いているが、結局は飲み忘れている。
下段左：一見すると整理されているようだが、まったく正しくない。
下段右：左の状態を正しく並べ替えたもの。カレンダー式タイプも認知機能が落ちるとかえって混乱の原因になる場合もある。

ビス利用時など周囲の人が関わるタイミングで確認するといった人的な代償手段も含め、様々な工夫で対応していくことが求められます（172ページの「2-4 医師の役割」の内服管理に関する記述も参照）。

5-2 記憶障害

　記憶障害はアルツハイマー型認知症の中核的な症状です。特に近時記憶（直近のエピソード）の障害が著しいです。そもそも、直前まで自分がしていたことを思い出せな

かったらとても不安になりますので、まずは不安な気持ちに寄り添うことが大切です。健常者は直前までの記憶（過去）の延長線上に"今"があるので、安心して文脈（つながった時間軸）の中で生活ができるのです。昼食を食べたことを忘れて再度要求する、直前に聞いたことを思い出せずに何度も同じ質問をするといったことは、家族の困りごととしてよく聞かれることです。頭でわかっていても説得や指摘をしたくなってしまう家族の気持ちに共感しながらも、本人としてはまったく覚えがないという"本人の世界観"や"不安"を家族に理解してもらうことがとても重要です。筆者は、まず、脳卒中による片麻痺のために片手でご飯を食べている人を例に挙げて、「両手で食べないなんて行儀が悪い！」とは叱りませんよね、と確認してみます。そして、それと同じように、脳の別の場所（海馬）に問題があって忘れっぽい人に「何度同じこと言わせるんだ！」と怒っても無意味なだけでなく、本人は不安だから聞いているので、本人を追い込んでしまいますよといった説明をします。脳卒中の症状は見てわかるのですが、認知症の症状は見てもわからないので介護者が理解しにくい、だからつい怒ってしまうのですね、と共感的態度で理解を促します。先に紹介した『家庭介護ガイドブック』（52ページ）も役に立ちます。

　本人にとっても記憶障害は困りごとですが、記憶障害とともに実行（遂行）機能障害も出てくるため、メモで補おうにもメモの活用が難しくなります。つまり、必要なときに必要なメモを確認できないのです。しかし、家族がメモを渡せば一人で近所の商店まで買い物に行くことができた事例もありました。このあたりは、対象者の認知機能に応じた具体的な支援方法の提示がチーム員に求められます。

5-3　社会脳（関係性の認知機能）の障害

　世の中には様々な性格の人がいます。1歳以下の赤ちゃんでも、お母さんから離れられない子もいれば、まったく手がかからない子、人見知りが激しい子、賑やかな場所でも寝られる子といったように、それぞれのキャラクターが異なります。人生経験が長い大人であればなおさら、それぞれのパーソナリティーも様々です。このように様々な性格や価値観の人間が集まっても、普通は喧嘩をすることもなくお互いに協力しながら、社会という集団の中で人間は生活をしています。人間社会でうまくやっていくための脳の機能に、社会的認知（social cognition）という認知機能があります。これは、相手の表情や視線の認知、相手の意図の理解、比喩・皮肉の理解などに関する能力で、わかりやすく表現するなら"空気を読む"認知機能です。米国精神医学会によるDSM-5の認知症診断基準（7ページの**表1-2**）では、この社会的認知（社会脳）が認知領域の一つに含ま

れています。

　この社会的認知の低下は、目に見えずわかりにくいですが、アルツハイマー型認知症をはじめとした多くの認知症で見られます。例えば、二人暮らしの夫婦のうち一方が"空気を読む"ことが難しくなると、今までの"あうんの呼吸"で成り立っていた夫婦関係がうまくいかなくなります（**図2-12**を参照）。訪問支援を通して実感するのは、相手は空気を読むことが難しくなっている点を介護者が理解できると、相手の言動に対してムキに（喧嘩に）ならず、よい関係性で介護ができるということです。

　また、子どもの発達過程を考えてみると、1歳以下の赤ちゃんでもお母さんに微笑んだり泣いて嫌がったりしますが、お母さんの状況などお構いなしで快か不快かの意思表示をストレートにしてきます。それが、2～3歳にもなると様々な感情表現をするようになり、お母さんの都合による「ちょっと待ってて」をちゃんと聞くようになりますが、お母さんの顔色をうかがってイタズラもします。5歳にもなれば、お母さんに下手な嘘もつくようになります。小学生になれば、もらってもあまり嬉しくないプレゼントをもらっても、相手の気持ちに配慮して「ありがとう」と言えます。中学生にもなれば、友達からあまり嬉しくないプレゼントをもらっても満面の笑みを浮かべて「ありがとう」と言いながら、陰口を言ったりします。高校生になると反抗期も手伝って、自分

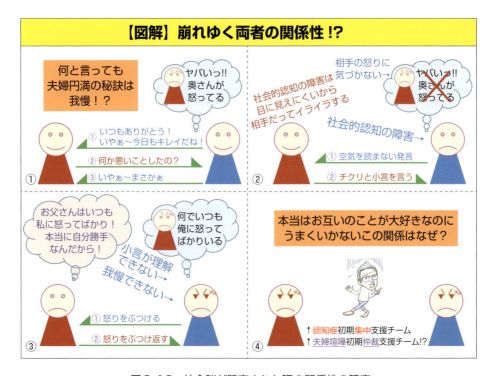

図2-12　社会脳が障害された際の関係性の障害

の感情をうまく表現することが難しく、身近な人に強く当たったり、感情を我慢できずに爆発させたりします。でも、20歳も超えて社会人になる頃には、自分の感情をある程度うまくコントロールして、嫌いな上司の命令にも笑顔で応えるようになります。社会で生き抜くための能力は、このように時間をかけて発達していきます。何だか腹黒い人間になっていくようですが、相手を欺くことの愚かさもちゃんと理解できる高度な認知機能（社会脳；関係性の認知機能）を皆が身につけるので、社会が成り立っています。

認知症になると、このような能力が発達過程を逆行するかたちで低下していきます[5]。だからこそ、認知症の人は正直で嘘をつきません。相手を欺くといった、人間社会で生き抜くための高度な能力が低下するため、だませないのです。実際には家事ができずに介助が必要になっていても、認知症の人が「おかげさまで特に問題なく家事もそれなりにやっていますよ」と言うのは、自己モニタリング能力の低下や取り繕いによる反応で、相手を意図的にだましているのではありません。

家族介護者にこの話をすると、特に子育てを経験したお嫁さんには「子どもを育てたときのことを思い出します」と、とてもよく伝わります。もちろん、認知症の人を子どものように扱って対応するということではありません。人生の大先輩として接することは言うまでもないですが、そのような社会的認知機能の低下があることを家族介護者が理解するだけで、穏やかな関係性につながるのです。

5-4 もの盗られ妄想

事例を通して考えてみたいと思います。

> 70歳代半ばの女性で夫と二人暮らし。同じ敷地内に長男家族が住んでいる。穏やかな女性で、3年前からアルツハイマー型認知症の診断で投薬治療を受けて、孫の世話をしたり庭の草むしりなどをして過ごしていた。しかし、認知症の進行とともに「大切にしていた文具がない！」と孫を疑ったり、声を荒立てることが出てきた。嫁は「そんなはずはない、家にもない」と説得するが、険しい表情と強い口調で大きな声を上げたので、相談に至った。

この事例の場合、嫁が義母の言動に対して「困った」と訴えたことが介入のきっかけですが、本人も何らかのことに困っている（怒りたくなる原因がある）からこそ、もともと穏やかであったにもかかわらず大声を上げていたと思われます。きっと、大切な思い入れのある文具を見つけられずに（記憶を中心とする認知機能の低下により）不安になることが立て続けにあったのかもしれません。アルツハイマー型認知症で投薬治療を

受けていることから、アルツハイマー型認知症治療薬であるコリンエステラーゼ阻害薬が易怒性の原因になっている可能性もあります。嫁が義母に対して"説得している"ことから認知症に対する理解不足の可能性も考えられますし、また、孫の祖母に対する接し方や家庭内での役割はどうなっているのか、夫に対してはもの盗られ妄想があるのかなどのアセスメントが必要でしょう。どのような場面で声を荒らげるのか、家族に振り返ってもらうことが有効な場合もあります。

本人と、それを取り巻く家族の一人ひとりがどのような気持ちで生活しているのか、なるべく多くの人の気持ちや関係性を情報収集し、服薬との関連性もチェックし、また、どうしたら本人のしまい忘れを防げるかといった根本的な対応も検討する必要があります。

5-5　嫉妬妄想

まずは事例を見てみましょう。

> 70歳代前半の女性で夫と二人暮らし。市内に娘家族がいる。変形性脊椎症で身体障害者手帳も持っているが、屋内歩行は何とか自立している。1年前から近くの整形外科クリニックにて認知症と言われ、アルツハイマー型認知症治療薬が処方されている。最近、「（介護している）夫がほかの女のところに遊びに行く」「その女に私の持ち物を勝手に貢ぐ」などと夫に対してきつく当たるようになった。それだけではなく、娘に関しても「あの子は私の気持ちをわかってくれない。夫の肩をもつ」などと発言することもあった。夫としては、「そんな女遊びするほどの金も体力も時間もないし、常に一緒に住んでいるからできるはずがないのに、言って聞かせてもダメだ」「たとえ女がいても、ウチのかみさんの下着や靴下なんて貢いだところで、誰も喜ばないだろ。自分でなくしているだけなんだよ」「勝手に決めつけて、ないことを近所に言いふらすから困る」というのが言い分であった。

この事例について、前項「5-4 もの盗られ妄想」と同様に、本人と夫なりの視点で考えてみれば、それぞれに同情を禁じ得ない言い分があります。薬の影響や夫の妻に対する態度なども気になります。嫉妬妄想は、相手に対する想いと不安があるからこその愛情表現である場合もあります。ただし、この事例の場合は娘への攻撃的な言動も聞かれました。丁寧に状況を確認してみると、娘が身体の不自由な母のためにバリアフリー二世帯住宅を建築し、移住を勧めているところでした。しかし、本人は住み慣れた家で

このまま住み続けたかったのです。旦那さんには奥さんの状態や不安感について伝え、もう少し穏やかな対応を促しました。経過にて紆余曲折があり、移住の話が一度白紙になったところ、嫉妬妄想も落ち着いたそうです。ここから先は推測ですが、もともと嫉妬妄想につながるような不安状態にある中で、もしかしたら旦那さんの不安にさせる言動よりも、よかれと思って配慮した娘さんからの移住話のほうが、嫉妬妄想の一番の引き金になっていたのかもしれません。

　嫉妬妄想は、本人も介護者もともに被害者になっています。解決策としては、認知症の人が正しく状況判断して考えを改めるようにすることは困難なので、介護者のほうが変わるしかありません。嫉妬の根本には「自分が捨てられるかもしれない」という不安があります。ですから、介護者が本人に「あなたは大切な人です」「あなたを愛しています」というメッセージを与え続ける必要がありますし、それができれば、嫉妬妄想が軽減する可能性があります。しかし現実には、長年の夫婦関係のしがらみや、事実でない浮気を指摘されたり言いふらされているという不満が介護者の側にある中で、愛情表現を介護者に強いることの難しさも感じます。「近くにいるときは手をさすってあげたり、肩を揉んであげたり、好意を示す非言語メッセージを伝えるようにしてください」というアドバイスくらいしかできないことも多いです。

5-6　幻視や誤認

　レビー小体型認知症の場合は、リアルな幻視や妄想性誤認（身近な人を別人と言う）などが典型的な症状として見られますが、家族には理解しがたい言動に映ることもあります（図2-13）。長年連れ添った妻に夫が「この人は○子（妻の名前）の服を着た別人だ！　出ていけ！」と怒鳴る場面（カプグラ症候群）や、「この家の2階に男が住んでいる」などと発言する場面（幻の同居人）を目の当たりにすることで、家族はショックを受けたり気味が悪いと感じるようです。これまで支援チームとして関わってきて、幻視や妄想性誤認による言動が虐待の原因になっていたケースが複数例ありました。例えば、「小さい女の子がいる」という認知症の本人（夫）の発言に対して、「前妻の子どもへの未練か、悪霊が取り憑いたようだ」と訴えた妻は、いつもこの件で口論になり、最終的に夫に暴力を振るっていました（本人はパーキンソニズムがあるので介護側の妻のほうが身体機能が高い）。

　特にレビー小体型認知症によるリアルな幻視では、本人がその幻視に対して具体的なリアクション（話しかけたり、追い払うなどの動作）をするために、なおさら、これらの言動が認知機能障害（病気）に由来するとは家族も捉えにくいようです。しかし、病

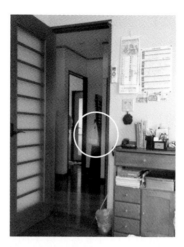

図2-13　幻視を訴えた事例の自宅風景
本人がいつも座っている居間のソファから見た風景。ドアを開けた際に見えるビニール袋（白枠内）に対して、「あそこに、お線香を持った女の子がいる。火事になるかもしれないから危ない」と訴えていた。しかし、ビニール袋を撤去したところ、別の幻視は残存するものの、女の子の幻視に関する訴えはなくなった。

気による言動だと理解できるだけで、対応が劇的に変わり、家族の心的負担感も軽減されることを多く経験します。

　また、幻視を実際に体験している本人も、レビー小体型認知症などでは「変なものが見える」と自ら訴える場合や、「自分には見えるけど周りの人は見えないって言うから幻なんだろうね」と発言する場合もあります。本人には現実として見えたり感じたりしているため、それを否定するのではなく「あなたには見えているのですね」と理解を示すことで、本人が落ち着くこともあります。その上で、「あなたには見えているものが、私には見えません」と事実を伝えると、自分だけに見えていることを理解できる場合が多いです（妄想化していなければ）。

　幻視に対しては、①適切な薬剤処方、②幻視を誘発させにくい物理的環境の調整（豆電球やすりガラスといった幻視を誘発しやすいものを片づけるなど）、③介護家族の理解促進、④本人への心的支援、などを組み合わせて対応します。

　受診拒否が強くて支援チームに依頼があった事例は、幻視について「一緒の部屋にいるから妻にも見えているはずだけど、妻は見えないって言い張って、しまいには、あんたは頭がおかしいって言うから、こっちも言い返してやる」と表現していました。チーム員が「いろいろ見えて悪さをするんですか。それは大変だし困りますね。専門の名医を知っているので、もしよかったら紹介しますよ。一緒に行きませんか？」と提案すると、すんなりとその日のうちに受診につながりました。投薬内容を調整したこと、本人

は訴えを聞いてもらえて安心したこと、家族には病気の特徴を伝えて対応法を工夫してもらったことで、約1週間で劇的に介護負担感が軽減し、本人も穏やかな生活になったことを感謝してくれました。症状の変動がレビー小体型認知症の特徴ですが、適切な対応で劇的に改善するのも特徴です（変動で、いずれ劇的な悪化に見舞われることも覚悟しておかなければなりませんが‥‥レビーは安心禁物！です）。

5-7　徘徊や無断外出

　徘徊は使いやすい言葉でよく耳にしますが、誤解を招く言葉でもあります。そもそも、結果的に「徘徊」と称される行動にも、その背景に、必ず本人にとっては正当な（周囲にとっては不可解であったり、多くは迷惑な）理由があります。以前飼っていた犬を探そうとした、いつもの散歩コースの途中で知人に声をかけられてコースを外れた、家族と喧嘩して家にいづらくなった、畑に野菜を採りに行こうと思った、せん妄状態だった、スーパーからの帰りに道に迷った、自宅に帰ろうと思った、夫と喧嘩して家出をした、姉の家に遊びに行こうと思ったなど、これらは実際に支援チームで関わった事例の外出理由です。結果的には、道に迷って戻れなくなり近隣住民や警察に保護されたため、「徘徊」「無断外出」と表現されましたが、文脈で捉えれば（本人からしてみれば）当然の行動でした。

　徘徊については、SOSネットワークなどの人的な対応や、GPS機器といった物理的手段の活用などで、対応を画一的に考えがちです。しかし、過活動や焦燥感の強さに対するコリンエステラーゼ阻害薬（ドネペジルなどのアルツハイマー型認知症治療薬）の中止、本人の役割遂行ができるような支援、自宅で熱中できる日課や役割の提供、家族の対応方法の工夫など、間接的な対応で結果的に徘徊が減る事例も多く経験しています。「徘徊＝やめさせる」というステレオタイプな対応は、かえって本人の気持ちを抑圧し、焦燥感を強めてしまうことすらあります。徘徊という言葉で片づけようとする発想には、限界があると感じます。ちなみに、本人の視点から、"探索"とか"探検"という用語がよいという考え方があります。

　しかし、あまりに落ち着きがなく、家人がちょっと目を離した隙に家を出てしまうような場合もあります。これを家族の対応に問題があるように捉えてしまうと、介護家族は追い込まれてしまいます。前頭側頭型認知症などに見られる認知機能障害に基づく病的な反応については、介護者の対応だけでは限界があるので、様々な機器や人的ネットワークの活用、投薬調整（コリンエステラーゼ阻害薬の減量・中止や活動性を抑える薬剤の投与）などがむしろ重要になります。大切なことは、本人の行動の背景に配慮しな

がら、様々な対応方法を家族と一緒に悩んで考えることです。

5-8 消費者被害

事例を見ていきましょう（141ページの事例16を参照）。

> ともに80歳代前半の姉妹二人暮らし。妹はアルツハイマー型認知症の中期、姉はアルツハイマー型認知症のごく初期段階。持ち家で十分な厚生年金と多額の資産があり、お金には困らない生活。何とか二人で生活しているが、栄養バランスを考えた調理や金銭管理、エアコンなどの電気機器の管理、住宅メンテナンスなど、認知機能の低下に伴い高度なIADLが難しくなっていた。そこに悪徳な業者がつけ込み、メンテナンスなどの名目で、実質費用の10倍程度もする一回数十万円の高額請求をしていた（**図2-14**）。支援チームで領収書にある会社名や住所を調べたが、実態不明の業者だった。

本人たちに指摘をしましたが、「とっても優しくて親切な人でね……」と問題視しませんでした。つまり、本人たちは困っていないことが、こちら支援者側の"困りごと"なのです。しかも、50万円の請求日に郵便局の定期貯金解約手続きがされていることが判明しました。いくらお金持ちで、本人たちが喜んでいるからといって、適切に状況

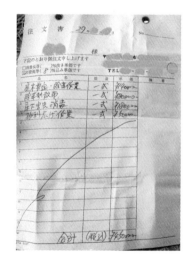

図2-14　高額請求の一例
作業終了後の庭の雑草はまばらに抜かれていたが、庭木の剪定は中途半端な状態で、いくつかの樹木は伸び放題であった。除草剤散布や床下消毒は実際に作業が行われたか不明で、この月は複数回の作業で合計80万円を請求されていた。

判断ができていない事例に対しては犯罪となります。結果的には、何とか医療機関の受診と成年後見制度の利用に至りました。現在は、権利擁護に関することは弁護士に対応してもらっています。このような状況では、本人たちからの自発的な"困った"というSOSは発せられないので、介入する専門職側がそれに気づくことが必要となります。

金銭管理への支援は、日常生活自立支援事業、成年後見制度、そして、このケースで利用したホームロイヤー（家庭弁護士；個人版顧問弁護士）があります。前橋市の支援チームによる独居認知症者の金銭管理支援では、日常生活自立支援事業を使い、毎週数万円の生活費を下ろしてもらいつつ、週に一度、生活状況を見てもらうという事例が多いです（表2-3）。この制度は、市区町村の社会福祉協議会との契約で、担当者が週1回～月2回程度の頻度で訪問し、日常の生活費の管理を行ってくれます。しかし、資産（土地や貴金属）の管理はできませんし、詐欺商法などの契約を破棄する権限もありません。ただ、日々の生活に必要な金銭の引き出し（例えば週1回銀行から生活費を引き出してもらう）、水道代などの公共料金の支払い、介護保険手続きの代行などを行ってくれるので、独居生活の維持にはとても有効です。社会福祉協議会が安い料金（市町村によって異なるが全国平均は1回1,200円程度）で管理してくれるので助かります。

資産をもっていて、詐欺商法などの被害が危惧されたり、実際に高額商品を購入している事例では、成年後見制度を勧めることもあります。そして、家族関係が複雑だったりして、ホームロイヤーを利用するケースが稀にあります。筆者が東京都のある区のチーム員会議を見学させてもらったときは、多くのケースが日常生活自立支援事業では

表2-3　日常生活自立支援事業や成年後見制度が役立った独居例

* アルツハイマー型認知症初期で、キャッシュカードを近くに住む人が親切で管理していたので、日常生活自立支援事業で生活費を管理するようにした。このケースは訪問販売で70万円の羽毛布団といった高額商品購入などがあったので、成年後見制度も利用し、独居生活を続けている。玄関に「成年後見制度利用中」の張り紙をしてから訪問販売は来なくなった。
* アルツハイマー型認知症初期で生活保護だが、毎日近くにDVDを借りにいって金銭管理ができず、料金未払いで電話が止められ、ガスや電気も督促状が来ていた。日常生活自立支援事業を利用し、生活保護担当のケースワーカーと市社会福祉協議会（日常生活自立支援事業）の担当者が連携して独居生活を支えている。
* アルツハイマー型認知症初期で独居生活を何とか続けているが、2カ月に一度の年金支給日になると、普段の面倒を見ていない息子がこのときだけやってきて年金を下ろして持っていく状況だった。日常生活自立支援事業を入れ、介護保険利用料などを払えるようにしたので、ヘルパーやデイサービスなどを使い、独居生活を継続している。
* 軽度認知障害（MCI）で、毎日パチンコ店に通って散財し、生活費を管理できないので、日常生活自立支援事業を入れた。

（前橋市認知症初期集中支援チームの事例より、一部改変）

なく、成年後見制度の利用を検討していて、地域差を感じました。

5-9　病気と向き合う

　本人が認知症となったこと自体を困ったことだと捉える家族もいます。認知症と診断された場合、介護家族に対する介護指導や心理的指導などの支援の必要性が重要視されています。もちろん、介護家族が認知症のことを正しく理解し、愛する家族が認知症になることを受け入れつつ、認知症と向き合っていくことは大切です。

　しかし、初期段階の認知症（特に若ければなおさら）で最も重要なことは、本人に対する支援です。病気と診断されることで、本人はとても不安で心配なこともたくさん出てきます。多くの認知症原因疾患には根治薬がなく、「自分は何もわからなくなるのではないか」といった不安や誤解・偏見もあります。さらには、徐々に認知機能が低下してくることで、様々な生活管理（作業遂行）にも問題が生じます。例えば、鍋を焦がしたり、ATM操作がわからずに混乱したり、大切な約束を忘れて周囲に指摘されたりといった具合で、本人としても様々な失敗に直面し、落ち込むのです（73ページの事例1を参照）。

　認知症になったとしても、低下する認知機能領域や進行の速度、疾患特異的な徴候などは異なります。また、もともとの性格もありますので、早い段階で前向きに向き合うことができる人もいれば、精神的な落ち込みからなかなか立ち直れない人もいます。本人が病気と向き合いながら、苦手なことを知り、どのような工夫で自分で行うことを継続できるか、または周囲の助けや代償手段を利用するべきなのかを検討しながら、本人がやりたいことを継続できるように支援することこそが重要です。もし自分が認知症当事者の状態になったらどのように感じるだろうかと想像しながら関われば、よいケアが提案できるはずです。

6 困りごとの背景にある不安への対応

　妄想など介護者との関係性を悪化させる困りごとの背景に、「本人の抱える不安」があります。妄想だけでなく、徘徊や無断外出、易怒性など、多くのBPSDの背景に不安が隠れています。認知症の人の多くは病識が低下して、笑顔で取り繕い、一見不安がないように見えますが、初期〜中期には自分が壊れていく不安を抱えています。筆者のもの忘れ外来の400例で行動障害をDBDスケールで評価したところ、「同じことを何度も聞く」が最も多く、8割以上に出現していました。この繰り返し尋ねる行動の背景には、記憶障害だけでなく、不安があります。よって、安心を与える回答でないと、質問は何度も繰り返されます。このように、不安への対処が困りごと解決でも一番大きな要因になるので、ここで取り上げます。

　図2-15は、アルツハイマー型認知症の人が抱える困難を示したものです。健常者は記憶がつながっていて、積み上げられた経験の上に現在の自分があり、自信に満ち、周囲からは尊敬される存在で、将来もあります。しかし、アルツハイマー型認知症で記憶がつながらなくなると、足下の基盤が崩壊し、自信を失い、失敗すると周囲から非難され、阻害される存在となります。そして時間軸を失うため、その時その時を生きることになり、過去もわからない、将来もないという不安でみじめな状態に陥ります。もし皆さんがこのような状態に置かれたら、周囲の人からどのようにしてほしいですか？ 周囲の人がほめてくれたら嬉しい、自分を認めて受け入れてくれたら嬉しい（共感と受容）、毎日役割（日課）があったら嬉しい、と思いますよね。時間軸を失って瞬間瞬間を生きる認知症の人へのケアでは、①その時が楽しくなるよう、②受容と共感の態度でコミュニケーションを図り、③役割をもって能力を発揮し、④互いにほめ合う・認め合う関係で、⑤生活の失敗を防ぐさりげない支援と本人が失敗してもそれを指摘しないで済ませる寛容さ、の5原則で支援することが基本です。これは、筆者が脳活性化リハビリテーション5原則として示したものです。これがうまくいけば、多くのBPSDや困りご

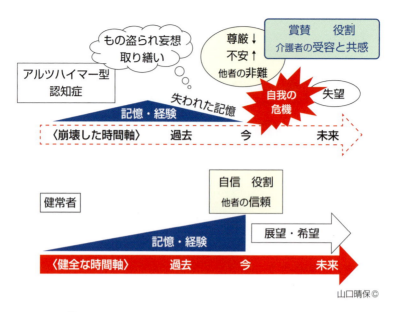

図2-15　アルツハイマー型認知症の人が抱える困難

とが低減するはずです。脳活性化リハビリテーションや認知症ケアの詳細については、山口晴保・編著『認知症の正しい理解と包括的医療・ケアのポイント－快一徹！脳活性化リハビリテーションで進行を防ごう－：第3版』（協同医書出版社、2016年）を参照してください。

第Ⅱ部の引用文献

1) 厚生労働省：地域支援事業実施要綱（老発0527第3号／平成28年5月27日「地域支援事業の実施について」）．
2) 山口智晴，堀口布美子，狩野寛子，栗本　久，宮澤真優美，上原久実，山田圭子，大崎　治，中島敦子，伊藤建朗，高玉真光，山口晴保：前橋市における認知症初期集中支援チームの活動実績と効果の検討．Dementia Japan 29(4)：586-595, 2015.
3) 国立研究開発法人国立長寿医療研究センター：認知症初期集中支援チームの実態に関する調査研究事業報告書（平成28年3月）．p.55.
4) Buckley JS, Salpeter SR：A Risk-Benefit Assessment of Dementia Medications: Systematic Review of the Evidence. Drugs Aging 32(6)：453-467, 2015.
5) 山口智晴：認知機能障害のある人とのコミュニケーション．作業療法ジャーナル 49(5)：399-403, 2015.

III

認知症初期集中支援チームで実際に関わった20事例

支援チームが、実際にどんな方策（コツ）で支援しているのか、事例を通して体感できるよう工夫しました。①各事例の表題は、本人の発言や家族との会話を示してあり、本人の気持ちを理解するのに役立ちます。②副題は事例の特徴や具体的な方策（コツ）を表しています。③その下のイラストは事例の状況をイメージ化するのに役立つはずです。そして、④症例の概要と経緯を示したあとにまとめの表を入れました。この表で、その事例の全体像をつかむことができ、さらに本文を読むことで理解が深まります。いわば、この表が骨格、そして本文が筋肉、表題・副題が皮膚、イラストが表情です。こうして事例を全人的に理解していくと、20事例を体験したあなたは、支援チーム員として活動したり、チーム医師として助言したり、市町村の担当者として支援チームを運営したり、地域包括支援センターのスタッフとして認知症の事例に対応したり、どんな場面にも役立つスキルをゲットしているはずです。

ここでは認知症初期集中支援チームとして関与した20の事例を通して、認知症の人の穏やかな在宅生活支援に必要となるポイントについて解説します。事例は大きく分けて、①本人が拒否をしている場合や暴力など本人に問題がある場合、②本人よりも家族介護者に問題がある場合、③抗認知症薬や周囲のおせっかいが問題の場合や虐待疑い、認認介護、認知症ではない事例などその他の場合、の三つに分けてまとめます（下の表）。筆者らは3年間で160例以上の事例に関わってきましたが、必ずしもすべての支援がうまくいくとは限りません。むしろ、うまくいかないこともたくさんあります。ここでまとめた事例を通して、支援のプロセスや考え方を参考にしてください。

　認知症は、認知機能の低下自体が問題なのではなく、認知機能の低下により生活にほころびが生じ始めるとともに周囲との関係にトラブルが生じてくることで、今までの穏やかな在宅生活の継続が危ぶまれることが何よりの問題です。認知症を抱える本人やその家族の多くもそのことに困っています。ただし、その困りごとの背景には、今までの複雑な家族関係やその人の性格、経済状況、近隣住民の理解など様々な交絡要因があります。そのために、多職種で関わることがよい支援につながります。ここで読んだ事例が、読者の皆さんの視点の広がりに活かされることを期待します。

　なお、本人と介護者の経歴などについては、個人情報保護の観点から修正を加えております。

問題の所在	内　容
本人	本人が受診や介護保険サービスの利用を拒否している事例や暴力の事例（7事例）
家族	介護家族の対応が問題、本当は認知症ではないが介護家族が決めつける（4事例）
その他	服薬内容や周囲のおせっかいが問題、虐待疑いへの対応、認認介護、認知症ではない事例など（9事例）

1　本人の拒否などが問題の場合

事例1　「人のことを勝手に認知症扱いして！
　　　　　もう二度と医者になんて行かないわ！」

受診と服薬を拒否　～確定診断よりも穏やかな夫婦生活を大切に～

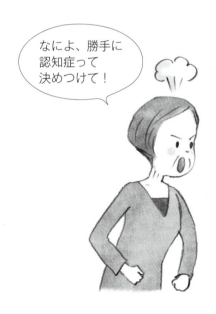

症例の概要と経緯

　70歳代後半の女性で、夫との二人暮らし。疎遠の子どもが一人いる。気管支喘息、高血圧のため、約20年前から近所の内科医院へ通院している。専業主婦で友人や隣人との交流は好まず、自宅の庭での園芸が唯一の趣味。

　2年前にシチューに醤油を入れたことがあり、その後、数カ月に1回くらい料理に失敗している。半年前からエピソード自体を忘れることが増え、心配した夫がかかりつけ

医に「認知症が疑われるのでよく診てほしい」と相談し、妻に精査を勧めた。しかし、それを聞いた妻は「私を認知症扱いして！」と怒り、それ以降は服薬と受診を拒否。対応に困った夫が地域包括支援センターに相談し、支援チームへの依頼につながった。

年齢	70歳代後半	性別	女性
家族構成など	持ち家に夫と二人暮らし　子どもが一人いるが疎遠		
診断	アルツハイマー型認知症の疑い	重症度	軽度
初回評価スケール	[DASC-21] 33点　[DBD13] 3点　[J-ZBI_8] 1点 [HDS-R] 22点		
問題の所在	介護者である夫の理解不足　本人の認知症への誤解からくる恐れ・不安		
ポイント	認知症の専門医療につなげれば問題解決になるとは限らない		
介入	[介入期間] 約5カ月　[訪問回数] 6回		
最終評価スケール	[DASC-21] 30点　[DBD13] 2点　[J-ZBI_8] 1点		
サービス導入	[医療] 継続　[介護] 新規（訪問看護）　[在宅生活] 継続		
キーフレーズ	私を認知症扱い／病識低下／抗認知症薬不使用／ 介護者教育／家庭介護ガイドブック／本人の気持ち		

問題の見極めとアセスメント内容の整理

◆ 本人の気持ち

エピソードから、本人の気持ちと同居の夫の気持ちにおいてすれ違いを認めた。本人からゆっくり話を聞くと、「私に相談なしに、先生に私の失敗を勝手に話した。私の父親は認知症で大変だった。私も何もわからなくなって、周りに迷惑をかけるのだろうか？」と泣いた。本人自身の認知症に対する理解不足（偏見）と、そこからくる不安感に対するフォローの必要性を感じた。認知機能の低下や料理の失敗経験など、ある程度の自覚（病感）があるからこそ、自信の喪失や受診・服薬の拒否につながっている様子であった。

◆ 家族の理解度と困りごと

一方で、夫は妻を責めるつもりはないが、「認知症対策は早いほうがよい、ちゃんと薬を飲み忘れないようにしっかりしなさい」など、妻を気遣っての発言が結果的に妻を追い詰めるという「気持ちのすれ違い」を生じていた。また、「認知症が進まないよう

に、自分で薬や血圧手帳を管理させたり、計算問題をやらせるのがリハビリでしょ？」と、本人の能力以上の作業を強いて喧嘩になるなど、認知症に対する理解不足がうかがわれた。

◆ 実際に生活上で生じている問題の整理

記銘力や見当識、遂行機能を中心とした認知機能の軽度低下により、服薬管理と一部の家事動作に問題が生じている。また、エピソード自体を忘却して夫との会話に齟齬が生じることがあり、本人にもその自覚がある。服薬の動作自体は夫の促しにより毎食後できるが、飲むべき時間帯と種類、分量が十分に理解できておらず残薬がある。調理と洗濯、掃除といった家事動作は大きな問題はなく、屋内もきれいな環境が保たれていたが、調理についてはレパートリーが減り、慣れないメニューは混乱の原因となっている様子であった。

服薬拒否による影響もあり、初回訪問時の血圧が186/98 mmHgと高値で、気管支喘息による喘鳴を認めた。視覚と聴覚は問題なく、コミュニケーションも問題ないが、夫が進行性難聴のため声が大きいこともあり、なおさら強く叱られると感じる様子。味覚と嗅覚は低下してきており、調理の味つけが濃くなっている。固縮や痙縮は認めず、身体機能に問題はないが、喘息があるため運動時の呼吸困難感が強く、日中の活動量は少ない。基本的なセルフケアはすべて自立しており、初回評価は、DASC-21が33点、DBD13が3点、J-ZBI_8が1点で、HDS-Rが22点（2回目訪問時）であった。

◆ 誰が何に困っているのか？ー本人と家族が望んでいることー

本人の望みは、自分ができる範囲で主婦としての仕事をしながら、この家で今まで通り穏やかに過ごし続けることであった。しかし、「認知症が疑われる」と夫に指摘されたことがショックで、今後はこの生活が継続できないのではないかという不安感がある。一方で、一部IADLに困難さが生じている自覚はあるが、客観的に現在の自己の状況を的確に把握できてはいない様子。この病識低下が認知症を疑わせた。

夫は、妻の認知機能低下が進行し、生活上の介護が必要になることを心配している。とにかく早く専門の治療を開始することで事態が改善すると思っている。また、今まで家事全般を妻に任せてきたこともあり、妻が家事をできなくなることへの不安もあった。

実際の対応

　初回訪問では、中断している服薬の再開を最重要課題に位置づけた。実際に血圧の測定結果を提示し、運動時の呼吸苦や喘鳴、全身の倦怠感などの合併症による生活上の問題を指摘し、服薬を再開するメリットを話した。それと並行し、本人の不安な気持ちを踏まえ、今できていることを一緒に確認するとともに、本人が恐れている状態にすぐになることはないと伝えた。夫へは、今焦って妻の間違いを指摘してもよいことがないため、まずは服薬と受診を再開することを目標に、本人の気持ちを踏まえて指摘しすぎないよう伝えた。そして、前橋市の支援チームが作成した『家庭介護ガイドブック』で説明し、ケアの基本を理解してもらった。かかりつけ医には、支援チームが関わるに至った旨を文書で通知した。

　チーム員会議では、チーム医師より、軽度のアルツハイマー型認知症の初期段階が疑われるが、喘息があるためドネペジルなどのコリンエステラーゼ阻害薬が使いにくく（喘息は禁忌）、鑑別診断されても問題解決にはつながりにくいとのコメントがあった。また、医者嫌いな本人とチーム員の関係悪化も懸念されたことから、無理に認知症疾患医療センターの受診勧奨をせず、かかりつけ医への受診を再開することが優先だとの意見もあった。最終的には、服薬と受診の再開、本人への心理的支援、夫への認知症理解促進、主治医との連携した支援などが方針であることが確認された。

　1週間後の2回目の訪問では、服薬再開により血圧が低下している事実を伝えるなど、正のフィードバックを通して、服薬の継続を促した。また、本人には現状について正確に把握する重要性を正直に伝えるべきだとのチーム員会議の意見を踏まえ、支援チームの目的などを改めて伝え、HDS-Rの実施協力を依頼した。結果は22/30点で、即時記憶や近時記憶など記憶を中心とした軽度の認知機能低下を認めた。服薬の管理について夫は「妻に飲むように促している」と言うものの、適時適量の確認はしておらず、実質的には管理不良であった。このため、ピルケースに本人とともに仕分けの確認作業をして試行することとした（図3-1）。また、かかりつけ医には、これまでの経過やアセスメント結果などを文書で通知した。

　経過とともに夫の理解も進み、夫婦で一緒にピルケースを管理したり、家庭園芸を楽しんだりする中で、継続受診と服薬に至った。地域包括支援センターの担当者とともに介護保険の申請と利用も勧め、要介護1と認定された。本人の性格や現状の生活を踏まえると、通所介護や訪問介護はなじまず、家事動作も夫の見守りでほぼ全般的に実施できるレベルであった。無理に過剰なサービスを導入する必要はなく、夫婦で穏やかに生活できればよいという方針がチーム員会議でも再確認され、服薬・健康状態の確認と生

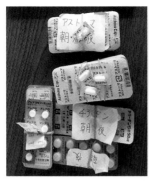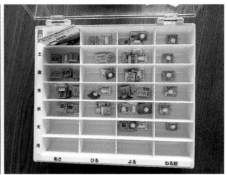

図3-1 薬の管理方法の変更
左：介入前は薬を種類ごとに束ねて本人が管理していたが、飲むべき種類や時間がわからずに混乱しており、そのことも拒薬につながっていた。
右：夫と一緒にピルケースを用いて仕分けを行い、夫のやさしい声かけで飲むようになってからは、飲み忘れがなくなった。

活指導などを目的に訪問看護を2週に一度の頻度で利用するに至り、ケアマネジャーに引き継ぎ、終了した。最終アセスメントは、DASC-21が30点（3点改善）、DBD13が2点（1点改善）、J-ZBI_8が1点（変化なし）で、軽減傾向を認めた。

 担当チーム員より

　本人と家族の認知症に対する誤った理解や認識が、結果的に認知症の本人を苦しめることは多いです。また、家族が本人のためによかれと思って指摘することが、結果的に本人を追い込み、本人との関係性に亀裂を生じさせることもあります。そして、支援者側はなんとしても医療や介護に結びつけたがる傾向がありますが、本事例のように、新たに認知症の医療につなげることが必ずしも問題解決になるとは限りません。本人と家族の認知症に対する理解を促進し、認知機能の低下による生活障害と向き合ってもらうことで、穏やかに在宅生活を継続する環境を整備することが可能になります。

事例2 「俺はそんな老人が集まるところなんて行かない。何にも困ってないんだよ！」

医療・介護を拒否 〜情報を絞って混乱を防ぎ、段階的に利用促進〜

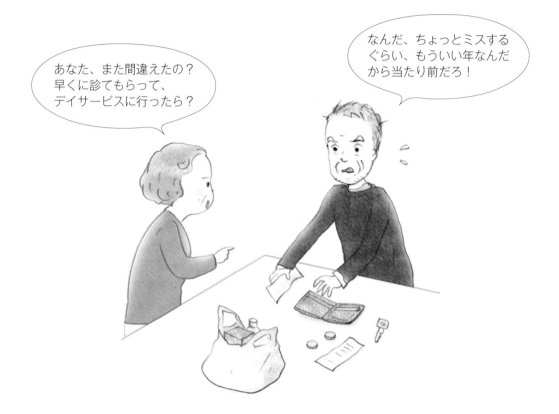

症例の概要と経緯

　80歳代前半の男性で、同年代の妻との二人暮らし。20〜30歳代は海外で勤務していたが、40歳代になり親戚が経営している会社を手伝うために帰郷し、そのまま定年まで総務部長として勤務。定年後は実家の不動産を引き継ぎ、所有不動産のテナント管理などをしていた。本人は囲碁と盆栽、妻は手芸が趣味。

　10年前に狭心症でカテーテル手術を受け、それ以来、近くのかかりつけ医にかかっている。約2年前からもの忘れが見られ、かかりつけ医からドネペジルが処方されていた。特に半年前から同じ話や探し物が頻回となり、このまま進行するのではないかと心配した妻が市に相談したことがきっかけで、支援チームに依頼がきた。

年　齢	80歳代前半	性　別	男性
家族構成など	同年代の妻と二人暮らし		
診　断	アルツハイマー型認知症（＋血管性認知症）	重症度	軽度〜中等度
初回評価スケール	［DASC-21］31点　［DBD13］9点　［J-ZBI_8］11点		
問題の所在	本人がサービス利用に適応できない　妻の理解不足		
ポイント	認知症で環境変化の対応が困難になるため、徐々に利用移行を図る		
介　入	［介入期間］6カ月　［訪問回数］5回		
最終評価スケール	［DASC-21］46点　［DBD13］12点　［J-ZBI_8］14点		
サービス導入	［医療］新規　［介護］新規（デイサービス） ［在宅生活］継続		
キーフレーズ	介護者の不安／本人の理解範囲内の説明／情報過多は本人の混乱を招き拒否のもと／趣味／『家庭介護ガイドブック』／チーム員は通訳者／メモ		

問題の見極めとアセスメント内容の整理

◆ 妻の気持ち

　夫のもの忘れが徐々に進行しており、このままだとどうなるのか見当がつかずに不安。「進行予防の頭の体操に」と買い物を頼んでも、自分の好きな物だけを買ってきて約束した物はすべて忘れる。テナント管理もできなくなり、税理士からも「旦那さんが管理するのは無理だから奥さんがやってください」と言われた。自分にはそんな余裕はないが、生活があるのでやらないわけにもいかない。最近は夫を家に一人にしておけず、趣味の手芸サークルにも参加できていない。この先が不安だし、ストレスが大きい——とのことであった。

◆ 本人の気持ち

　もの忘れの指摘に対し、最初は取り繕うような反応も見せるが自覚しており、「妻に怒られないように」と自分でもメモを取っていた。しかし、思いついたときにはメモ用紙が見当たらずに複数の用紙に記載するため、結果的には予定管理できず、メモを見ても内容を思い出せない。妻に指摘されないよう、本人なりには努力している様子がうかがわれた。本人自身ももの忘れに対する不安があった。

◆ 妻の心配と医療へのつながり

　初回訪問前に妻から事情を聞いたところ、現在のかかりつけ医は認知症が専門ではなく、「年のせいだから」と言われたとのことであった。しかし、「徐々に進行しており、今後どのような状態になるのか？」といった発言が聞かれ、先の見通しがないことで、心配性の妻の不安感が増している印象を受けた。妻としては、どのような認知症のタイプで、今後どのような状態になっていくのかがわからないため、徘徊やもの盗られ妄想、弄便といったBPSDが、今にでも症状として出てくるのではないかという強い不安がある様子だった。

　チーム員会議では、診断名が明確になることで本人と家族が不安になることもあるだろうが、本人と今後について話し合うことや、主介護者の妻に今後の見通しに対する具体的な助言ができるのではないかといった意見が出た。そのため、妻と本人、かかりつけ医と相談して、認知症疾患医療センターの受診を検討した。

　本人に受診の必要性を話すと、その場では納得するものの時間の経過とともに忘れてしまい、妻が受診を促すと「俺は年相応で、おまえのほうがボケている。勝手に人のことを認知症扱いするな！」と口論になる。妻はよかれと思って、日々のいろいろな失敗を例に挙げたり、早期診断のメリットに関する様々な情報を提示することで受診を説得していた。しかし、その対応がかえって本人の理解を超えてしまい、混乱と拒否を強めている様子であったため、チーム員が説明を行い、受診に同行することで本人は納得した。

◆ 実際の生活障害

　記憶と日付の見当識、遂行機能などを中心とした認知機能の低下を認め、テナント管理といった生産活動や服薬・金銭管理などのIADLは困難な状況であった。入浴や整容を面倒くさがるようになり、以前のおしゃれで紳士的な身支度とは異なるものの、ADLは自立できていた。また、夕方に近くの百貨店に出かけて酒の肴を買ってくるという日課も、同じ物を重複して買ってしまうことはあるが、道に迷ったり財布をなくすことなく、楽しみとして毎日継続できていた。

実際の対応

　チーム員が同行したことで認知症疾患医療センターは問題なく受診でき、アルツハイマー型認知症（＋血管性認知症）の軽度〜中等度段階との診断結果で、かかりつけ医から抗認知症薬が継続して処方されることとなった。次のチーム員会議では、妻が本人に

過剰な支援や要求をしているため、介護家族に対する指導の必要性が指摘された。

これを受けて、妻には、一般的なアルツハイマー型認知症の進行と予測される症状や基本的な関わり方について、時間をかけながら伝えた。家族指導には『家庭介護ガイドブック』を役立てた。本人は、確定診断を受けたがさほど落ち込むこともなく、服薬も開始できたが、メモがうまく管理できないといった具体的な生活の困りごとがあったため、その対応を妻とともに考えた。例えば、妻が「進行予防の脳トレ」と称して、複数の買い物を本人に頼んでいたが、この要求がかえって本人を混乱させていた。そこで、用件ごとにわかりやすく記載したメモを1枚ずつ本人に渡せば、一人でおつかいができることなど、具体的に現状の認知機能と要求レベルがマッチできるように助言しながら、夫の困りごと解決と妻の対応理解を促した。

しばらくはそのまま在宅で穏やかに生活を継続していたため、終了を検討した。しかし、経過とともに徐々に症状が進行し、妻の日常生活上の介護負担とストレスが増えたため、本人とも相談して介護保険の申請をした。その結果、要介護1と認定され、デイサービスの利用勧奨をしたが、「本人が納得しないので支援が進まない」と地域包括支援センターから連絡があった。

状況を確認すると、医療受診のときと同様に、情報過多のために本人の理解が追いつかず、自分の気持ちが配慮されない状態で話が進むことに対して、本人は不安を感じて拒否していた。そこで、本人のなじみの場所にあるデイサービスに行き、妻とチーム員も一緒に体験しながら、デイサービスの概略とその利用のメリットを伝えた。実際に利用してみると、本人も笑顔で運動やレクリエーションに参加できたことから、徐々に同行の頻度を減らし、最終的には一人で送迎車に乗ってサービスを利用するに至ったため、支援チームの介入は終了とした。終了時アセスメントは、DASC-21が46点（15点増悪）、DBD13が12点（3点増悪）、J-ZBI_8が14点（3点増悪）と点数の悪化は認めるが、比較的妻の笑顔も多く、穏やかに過ごせていた。

結果的には約1年の経過で徐々に進行し、最終的には、温水洗浄便座の誤操作や尿パットをトイレに流して屋内を汚すなど、セルフケアにも介助が必要となった。そのため、妻の介護負担も増えたが、本人がデイサービス利用中に妻は趣味の手芸サークルに出かけるなど、夫の介護とのつき合い方を習得して在宅介護を続けている。

 担当チーム員より

認知症の人の在宅生活を継続するためには、医療や介護資源との結びつきが重要です。しかし、「結びつけること」が先行しすぎると、支援に失敗することもあります。

認知症の人は、症状の進行により、理解力や環境変化への適応力が落ちていきます。支援者は「よかれ」と思って、多くの情報や選択肢を提示して判断を迫ったり、本人に対してそのメリットを懇々と説得することがありますが、かえって本人の拒否と不信感を強めてしまうことも多いです。チーム員は、そうした家族の気持ちを踏まえながら、理解力や適応力が低下した人の"通訳者"のようなスタンスで関わると、サービスの利用につながることもあることを理解しておくとよいでしょう。
　ともすると支援者は、「本人の拒否が強い」と、まるで認知症の人が悪いかのような表現をしがちですが、よく考えてみれば、本人の状況を理解せずにまくし立てる周囲のほうが問題であったりします。

事例3 「わたしゃどこも悪くないから、医者になんか行かないよ！」

医者嫌い・外出嫌いから楽しい日々へ ～適切な誘導で医療・ケアを受容～

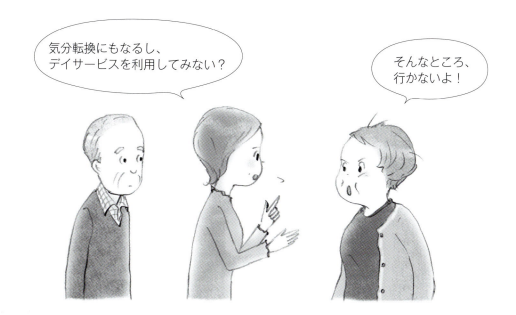

症例の概要と経緯

　70歳代後半の女性で、夫との二人暮らし。隣町に娘が二人住んでおり、交代で両親の様子を見に来ている。数年前よりもの忘れがあり、近所からも専門的な医療への受診を勧められたが、本人は生来の医者嫌いで受診できずに経過していた。徐々に近時記憶障害などの症状悪化を認めた。

　以前は外出好きで、おしゃべりをしに友人と出かけていたが、最近ではまったく家から出ずに、入浴も嫌がる。夫への依存が強くて近くから離れないため、夫のストレスが増強していた。そのため、家族はデイサービスの利用を希望したが受診もできず、支援チームに依頼となった。

年　齢	70歳代後半	性　別	女性
家族構成など	持ち家に夫と二人暮らし　隣町に娘が二人いる		
診　断	アルツハイマー型認知症の疑い	重症度	中等度

初回評価スケール	[DASC-21] 44点　[DBD13] 22点　[J-ZBI_8] 6点
問題の所在	家族の介護負担
ポイント	認知症の診断・治療とケアを同時に進めることで問題解決
介　入	[介入期間] 約11カ月　[訪問回数] 3回＋受診同行など2回
最終評価スケール	[DASC-21] 52点　[DBD13] 20点　[J-ZBI_8] 9点
サービス導入	[医療] 新規　[介護] 新規（デイサービス） [在宅生活] 継続
キーフレーズ	説明と誘導のスキル／受診同伴／デイサービス同伴／本人のニーズ・能力・雰囲気に適合したデイサービス

問題の見極めとアセスメント内容の整理

◆ なぜ受診したくないのか？

　本人は「私は健康でどこも悪いところはないから、医者に行く必要はない」と繰り返し話していた。また、以前は地域活動で役員として活躍していたことを、とても楽しそうに誇らしげに話す。しかし、数年前、もの忘れがあることを近所の複数の知人に直接指摘され、病院への受診を勧められた。以前から医者嫌いであったことに加え、もの忘れについて事実を突きつけられ、自尊心を傷つけられることへの恐れがあると考えられた。

◆ 実際に生活上で生じている問題の整理

　ADLは年相応で自立している。頭皮や足底には汚れが目立つ。調理はできないが、出されたものは自分で摂取できる。本人は、物をしまい失くすことがあり、すべて夫に尋ねる。妻は常に夫の傍らにいて同じ質問を繰り返すため、夫はストレスがたまり、介護負担につながっている。初回評価は、DASC-21が44点、DBD13が22点、J-ZBI_8が6点であった。

◆ 誰が何に困っているのか？ ―本人と家族が望んでいること―

　本人は「特に困っていない」と言うが、外出に誘っても理由をつけて行かず、身だしなみも構わなくなり、美容院へも行きたがらないという状況が続いていた。夫は、妻が常に傍らから離れず、同じことを繰り返して質問することが続くため、精神的に負担となっていた。

　夫や娘たちの希望は、以前の本人らしく美容院へ行き、お化粧をするなど身だしなみ

を整え、意欲をもって笑顔で過ごしてほしい、時には外出を楽しんでほしいということであった。

実際の対応

　初回のチーム員会議では、受診をして介護保険の申請を進めることや、介護予防教室への参加などの意見が出された。本人は、以前から外出好きで社交的とのことなので、夫とともに通所型介護予防教室への参加を促してみることが提案された。そこで、第一段階として、夫婦で一緒に地域の「からだと脳の若返り講座」（週1回で12回コース）に参加できる体制を整えるとともに、参加状況を見ながら介護保険の申請に向けて進めていけるよう検討していた。しかし、この「からだと脳の若返り講座」は、出かける際に夫婦喧嘩となり、結局は参加できなかった。ここで、キーパーソンである娘たちと、地域包括支援センターの担当者とチーム員で、もう一度、本人や家族の思いと支援の方向性について話し合った。その結果を踏まえ、第二段階として、本人の好む歌や話のできるデイサービスの利用につなげられるよう、介護保険の申請に向けた受診について計画した。

　その後のチーム員会議では、本人が以前から夫の受診に同行していたことからも、夫の受診同行時を本人受診のきっかけとする提案がなされた。そのため、夫の受診に合わせて地域包括支援センターの担当者とチーム員が同行し、タイミングを見計らいながら「ちょうど今日は検診ができるので、どうですか？」と誘い、MRI検査を受けてもらった。認知機能検査時には部屋へ入ることが不安そうだったため、チーム員が話をしながら一緒に入り雑談から始め、検査担当者とスムーズにやり取りができることを見計らってそっと退室した。病院にいる間、地域包括支援センターの職員やチーム員と話をすることで、安心して待ち時間を過ごすことができていた。夫や家族は、診断が明らかになり状況がわかったことで安心していた。本人は嫌な思いをしないで適切な医療につながった。また、介護保険の申請ができ、本人の好み（歌と話）に合うデイサービスを検討した。

　デイサービスの初回利用日は、なじみの地域包括支援センターの職員が迎えに同行して誘うことで、戸惑うことなく送迎車に乗ることができた。その後も、特に車に乗るまでは、本人の気分がよくなるようにコミュニケーションを図ることで、スムーズに利用できるようになった。帰宅後は鼻歌を歌うなど、気分のよさをうかがわせる言動が見られている。また、デイサービスということは理解できていないが、徐々にデイサービスの利用曜日がわかるようになり、出かける準備もできるようになるといった変化を認め

た。デイサービスの利用が定期的に気持ちよくできるようになったため、支援チームの介入は終了した。最終アセスメントは、DASC-21が52点（8点増悪）、DBD13が20点（2点改善）、J-ZBI_8が9点（3点増悪）であった。

 担当チーム員より

　本人は認知症の進行により病識が低下し、受診の必要性を理解できない（または、受け入れられない気持ちである）一方で、家族は近時記憶など認知機能の障害からくる生活上の困りごとへの対応に苦慮していることは多いです。そうしたとき、本人が理解できるよう説得することに熱中する支援者もいますが、本人の認知機能による理解が可能で、不安にならない説明の方法や誘導が必要になります。これは決して、だまして医療受診やサービス利用をさせることではありません。説明と誘導のスキルということになります。

　また、必要に応じて介護保険サービスを利用することは、介護家族の負担軽減の観点からも望まれることが多いです。しかし、介護保険を申請するために、まずは受診が必要となるものの、本人が受診を希望しないときにはそれも困難となります。よって、本人が不安にならずに受診できるような支援が必要です。本人のニーズや能力、雰囲気に適合したデイサービスをうまく利用できれば、よい生活リズムがつくり出され、生き生きとした生活につながり、自宅での生活の質が改善されることにつながります。このような工夫が必要です。

| 事例 4 | 「うちは妹が手伝ってくれるから、ヘルパーなんていらないですよ」 |

入浴拒否は無料の足浴からチャレンジ！ もの盗られ妄想には写真で納得！

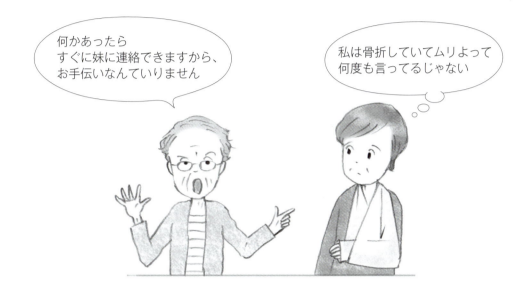

症例の概要と経緯

　90歳代前半の女性で、一人暮らし。要介護1。同じ敷地内の別棟に妹が住んでいる。定年まで会社に勤めながら子どもを育ててきた。もともと気ままに生活しており、誘われれば出かけるが、自分から出かけることはなく、人が来ることも好まない。数年前にアルツハイマー型認知症の診断を受け内服治療しているが、受診は不定期。過去にデイサービスを利用したが、一日で断ってしまい、継続的なサービス利用につながっていない。

　食事・入浴・排泄といった生活上の困難やもの盗られ妄想などの症状により、介護負担が増強してきた。さらに、主介護者である妹が骨折し、本人の介護が難しくなったため、地域包括支援センターより支援チームへの依頼となった。

年　齢	90歳代前半	性　別	女性
家族構成など	一人暮らし　同じ敷地内の別棟に妹が居住		
診　断	アルツハイマー型認知症	重症度	中等度

初回評価スケール	[DASC-21] 67点　[DBD 13] 35点　[J-ZBI_8] 28点
問題の所在	介護者である妹が骨折して介護が難しい
ポイント	入浴拒否にはまず気持ちよさを体感してもらう　視覚を活用して一工夫
介　入	[介入期間] 約6カ月　[訪問回数] 4回
最終評価スケール	[DASC-21] 64点　[DBD 13] 39点　[J-ZBI_8] 14点
サービス導入	[医療] 継続（不定期受診）　[介護] 新規（デイサービス） [在宅生活] 継続
キーフレーズ	無料／入浴拒否は足浴から／マッサージで接近／お金と笑顔で証拠撮影

問題の見極めとアセスメント内容の整理

◆ 本人の理解と様子

　初回訪問時は、「市の看護師が80歳以上の方の健康状態について調査している」ということで訪問した。「無料で血圧測定できます」には反応よく快諾。苦労して子育てをしてきたこともあり、お金は貴重という思いが強く、「無料」がキーワードになると感じた。

　近時記憶障害があり、同じ話を何度も繰り返す。移動は屋内伝い歩きレベル。日常生活でのほころびが増えていたが、妹が生活の世話をしてくれているため、本人は困っているという認識はない。妹の骨折により介護が難しくなったため、ヘルパーの利用について検討したが、本人としては「妹がいるのにどうしてお金を払って別の人を頼むのか」が理解できないため拒否していた。実際は、濡れた下着はそのまま乾かす、妹から預かったお金をしまい失くして妹に「もらってない」と言う、妹が骨折していること自体をすぐに忘れてしまうといった状況であった。しかし本人は、自宅で今の生活を継続するために、本人なりの工夫をしていると考えられた。

◆ 家族の困りごと

　妹は骨折のため、本人の食事や洗濯、掃除といった日常生活に対する介護に困難が生じていた。特に妹が気にしていたことは、入浴や洗髪を長期間していないことであり、入浴介助を強く希望していた。本人は若い頃からかつらを着用しており、温泉などで他者と一緒に入浴することを好まなかったという。本人から掻痒感などの訴えは聞かれなかったが、3カ月以上入浴できておらず、着替えもしていない。皮膚は乾燥し、足趾や

足底は肥厚し、多くの落屑が見られた。足趾や足底の肥厚は、感覚を鈍麻させるなど転倒の原因の一つになると考えられた。

また、本人に依頼されて銀行からお金をおろして渡しても、本人はすぐにしまい失くし「もらっていない」と言い、明細書を見せても納得しないという状況に困っていた。

◆ 実際の生活で生じている問題の整理

妹が骨折したことにより、本人の日常生活の介護が難しく、清潔の保持などができていない。一度(一日のみ)デイサービスを利用したが、つまらないと中止し、その後サービスにつながっていない。預金通帳は妹に預けているが、しまい失くしによるもの盗られ妄想が妹に向けられている。初回評価は、DASC-21が67点、DBD13が35点、J-ZBI_8が28点であった。

◆ 誰が何に困っているのか？―本人と家族が望んでいること―

本人は、今まで通り自分の家で気ままに暮らしていけると思っており、困ったときは妹に連絡すると来てくれるので、特に現状では困っていないと考えられた。一方、妹は、骨折による痛みのために介護が困難な状況を何とかしてほしい、また、「近くにいるのに面倒を見てくれないのか」と言われることやもの盗られ妄想について精神的にも疲弊していた。

実際の対応

まず、本人が他者の訪問を受け入れられるように、じっくりと話を聴き、マッサージなど本人にとって心地よいと思われるケアを行いながら、本人との距離を縮めた。チーム員会議では、本人に合ったデイサービスを紹介することや地域の予防講座への参加など様々な意見交換を行った。最終的には、本人の気ままな在宅での生活を重視し、妹が利用しているヘルパーが妹の代わりに本人の入浴介助を行うということでヘルパーを利用する(「だから無料」と本人に説明)、という提案がなされた。

そこで、次回訪問時には、本人が入浴することの心地よさを体感できるように、足浴の物品を持参した。妹には事前に相談し、椅子やお湯の準備をしてもらった。話を聴きながら、チーム員は手や足のマッサージが得意であること、無料であることを伝え、スキンシップを図りながら心地よさも提供した。本人は足浴を拒否していたが、流れの中で「足湯」を提案し、座っているだけでよいこと、無料であることを伝えると、本人もその気になっていった。チーム員と妹は目で合図を送り合い、妹がバケツにお湯を入れ

ると同時に、チーム員が椅子を本人の横に置き、本人の足湯をしてもらいたい気持ちが途切れないように連携して進めた。その結果、本人は十分に気持ちよさを体感し笑顔となった。しかし、その後、本人宅の風呂では構造的に入浴が困難なことが判明し、方向をデイサービス利用に変更した。以前から担当していたケアマネジャーに引き継いだこともあり、デイサービスを利用でき、入浴を導入できた。

　もの盗られ妄想については、妹が本人にお金を渡す場面を、日付と本人とお金を一緒に入れて携帯電話で撮影して視覚化した。このことにより、いつでも本人の求めに応じて見て確認することができ、疑いをもつことはあるものの何とか納得を得られるようになった。

担当チーム員より

　一人暮らしの人は、話を聴いてもらえる機会が少ないものです。本人の心身の緊張を解き放し、安心してもらえる関係づくりに、話をゆっくり聴くことや触れ合うことにつながるマッサージや足浴は有効と思われます。介護者の求める"入浴"に直接アプローチするのではなく、短時間で簡単に心地よさを感じてもらえる手浴や足浴などのケアから始めることも、一つの方法です。本人がその気になったときを逃さず実施に移せるよう、準備をして臨むことも大切です。支援チームは、認知症の専門家が在宅訪問して、このような柔軟な支援ができる点にその有用性があると考えます。

　また、もの盗られ妄想については、問題となっている実際の場面を視覚化することにより、本人の納得につなげられることがあります。今は携帯電話により簡単に撮影ができ、いつでもどこでも見ることができますので、活用を試みるのもよいでしょう。

チーム医師のコメント「写真の活用」

　もの盗られ妄想対策として、お金を渡したときの証拠写真を撮っておくのが有効と、上記で示しました。しかし、本人は、撮影した画像を見せられて、自分の記憶障害という事実を突きつけられ、落ち込むかもしれません。そこで、ついでに本人の笑顔をアップで撮影しておけば、証拠写真の次にその笑顔の写真を示して、「お姉さんの笑顔、素敵だね」などと、話題をそらすきっかけにも使えます。「盗られた」は記憶違いだったという気まずい思いをすぐに消し去り、本人を笑顔にさせることができます。自分の笑顔でも、笑顔を見ると無意識に笑顔になる仕組みが脳にありますから。

　写真は、訪問したときに一緒に撮らせてもらい、次回訪問時に提示すると、「前も来

てくれた人か」とわかってもらえるなど、いろいろな使い方があります。残薬の様子を撮らせてもらい、「先生！ 内服状況はこんなです」と主治医に報告するにも役立ちます。ゴミ屋敷の記録にもなり、歴然とした介入効果を示す画像ともなります。チーム員は許可を得て撮影し、活動記録としましょう。ただし、管理は厳重に。

| 事例 5 | 「そんなに困ってること、ありませんけど」

受診拒否！ デイサービス拒否！ 〜家族の協力で往診から定期受診へ〜

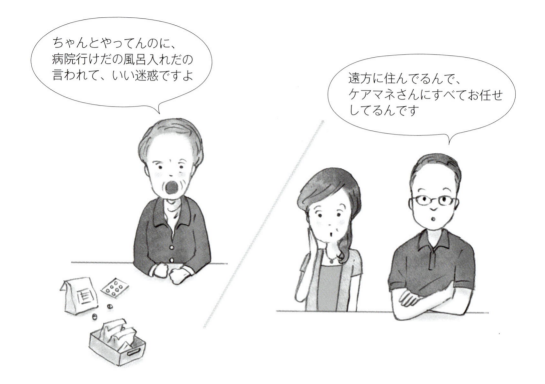

症例の概要と経緯

　70歳代後半の独居の女性。高血圧と骨粗鬆症の治療が必要だが、定期受診できておらず、介護認定の更新時などに近くの整形外科にて主治医意見書を書いてもらう程度。現在は要介護1だが、身体機能に大きな問題はない。IADLの低下に対しては、介護保険などにより生活支援サービスが提供されているが、以前は訪問販売で不要なものを購入させられることなどがあった。徘徊などはなく、家で庭の手入れなどをして気ままに過ごす。遠方に住む子どもたちは仕事で忙しく、月に二度ほど交代で短時間帰省する程度。

　直接関わりのあるケアマネジャーやヘルパーより、本人は徐々に認知機能が低下し生活障害が増えているにもかかわらず、認知症の診断や適切な治療がされていないこと、また、生活支援の際、本人が強く拒否することがある点などを心配しているとのことで、支援チームにつながった。子どもたちは、必要であれば医療につなげたいとの意向

があるが、本人は「私はあなたたちの親」「自分は大丈夫だから」と言って、受診やデイサービスの導入に関して、子どもたちからの勧めを聞き入れない状況であった。

年　齢	70歳代後半	性　別	女性
家族構成など	独居　遠方に子どもたちが在住		
診　断	アルツハイマー型認知症	重症度	中等度
初回評価スケール	［DASC-21］36点　［DBD13］16点　［J-ZBI_8］4点		
問題の所在	家族と本人との関係　家族とケアマネジャーとの情報共有と協働		
ポイント	独居の人でも、キーとなる家族の理解と協力は必須		
介　入	［介入期間］約5カ月　［訪問回数］4回		
最終評価スケール	［DASC-21］46点　［DBD13］20点　［J-ZBI_8］6点		
サービス導入	［医療］新規　［介護］継続（ヘルパー）　［在宅生活］継続		
キーフレーズ	ケアマネジャー任せの遠方家族／往診から定期通院へ／電話訪問／こんにちは収集／服薬管理		

問題の見極めとアセスメント内容の整理

◆ 本人の様子

　2年ほど前より、同じことを何度も話すようになった。電話や訪問販売などで、果物や布団などをわからないまま購入しており、消費者被害のリスクも高い状態。ADLは一応自立レベルだが、入浴や着替えが面倒になり、その頻度が減少し、季節に合わない服装をする。気温に合わせた屋内の冷暖房管理も難しくなっていた。生活支援として、ヘルパーが買い物や食事の準備、屋内の掃除を行っている。また、電話訪問、こんにちは収集（市のゴミ回収支援）、警備会社の見守りが導入されている。

　一緒に会食していた近所の友人が引っ越したことをきっかけに、ヘルパーが食事を準備しても食べることを忘れて痩せてきたので、ヘルパー滞在中は、食事をとるよう本人に極力声かけしている。また、入浴の促しなど、自分の意に沿わない声かけには激しく拒否を示す。内服薬（骨粗鬆症治療薬・降圧剤）は飲み忘れが多い状態で、自己管理は困難。

　チーム員の訪問時は、特に拒否なく受け入れてもらえたが、同じ話の繰り返しや取り繕いが多く、近時記憶の低下を認めた。身体機能には特に問題がなく、日中は自宅の庭の草むしりなどして過ごしていた。血圧は収縮期血圧が180～200mmHg台だが、自

覚症状はなく、服薬管理も困難な状況であった。

◆ 子どもたちの状況

すでに介護保険サービスが導入され、独居生活が継続できていたため、県外に住んでいる子どもたちから本人に対しての直接的な援助はない。そのため、本人の認知機能低下や現状の生活障害に対する理解は不十分で、介入時のアセスメントの聞き取りでも、ケアマネジャーからの情報とも乖離があった。家族は遠方に居住していて関わりが少ないため、さほど困っておらず、強いて言えば、「通院やデイサービス利用を子どもたちから提案しても、本人が聞き入れず激しく拒否すること」が困りごとであった。子どもたちはいずれも忙しく、チーム員からもなかなか連絡が取れない状況であった。

◆ ケアマネジャーの困惑

一方、ケアマネジャーは、本人の認知機能が徐々に低下して生活障害が増大していることへの懸念、入浴拒否の増強への戸惑い、家族との関わりの難しさを感じていた。今後も家族は同居できる状況ではなく、独居による不測の事態も覚悟しているとのことであった。家族は、忙しさからか、本人に関することの大半をケアマネジャーに任せていた。ケアマネジャーは、訪問回数も多く、必要な対応を十分に行っている印象があったが、子どもたちとの信頼関係が十分に確立されていないようで、子どもたちの強い意見に振り回されていた。その背景には、本人との関わりの少なさからくる子どもたちの現状理解の乏しさや、もともと几帳面な母（本人）と子どもたちの関係のとり方の難しさなどが考えられた。

実際の対応

医療受診に関しては、血圧などの管理ができておらず、今後は継続受診の支援が必要だと判断した。服薬の確認・声かけは、週6日のヘルパー訪問があったため、おおむね可能と思われた。しかし、第三者が頻回に受診を促すと激しく拒否するとの情報があったため、チーム員会議では、往診対応が可能な医療機関に相談することが提案された。前橋市の『まえばし認知症あんしんマップ』（認知症対応ができる医療機関の一覧）に載っている近くの往診可能な医療機関へ、支援チームから情報提供書を作成して受診について相談し、往診となった。しかし最終的には、「この距離なら歩いていける」と通院に変更となった。その後、家族が交代で帰省した際に通院に付き添うことになった。まずは降圧剤が処方され、のちにドネペジルが追加処方となった。ヘルパー訪問時に服

薬確認をお願いしていたが、残薬があり、処方薬の保管方法を変えることなどで対応した。

徐々に認知機能低下が進行したが、継続受診ができて本人は穏やかになったため、もともと在宅での介護サービスは十分に組まれていたこともあり、支援チームとしての介入は終了となった。医療機関の受診付き添いを通して子どもたちが本人と関わる時間が増え、家族による現状の把握が進んだことは、終了時のアセスメント結果からもうかがえ、現実的な対応につながるきっかけとなった。

ただし、その後も居宅サービス以外の利用は本人が強く拒否をしており、また、子どもたちの間でも今後のサービスの利用方針について意見が一致しないこともある。その時々の本人の発言に家族が振り回されてしまうため、家族の意向も変わってしまい、その結果としてケアマネジャーを振り回してしまう状況は残存した。最終アセスメントは、DASC-21が46点（10点増悪）、DBD13が20点（4点増悪）、J-ZBI_8が6点（2点増悪）と、いずれも悪化した。

 ## 担当チーム員より

本事例は「受診を激しく拒否する」「家族は週末しか来られないので診察には付き添えない」とのことで、まずは往診の体制整備に向けた調整をしましたが、結果的には通院することになり、家族間で調整して受診の付き添いができました。こうした受診を嫌がるケースでは、「内科疾患の治療」や「健康診断」など、伝え方を変えるだけで受診につながるケースも経験します。

ただ、この事例に関しては、今まで定期的な受診につながらなかったのは、本人よりもむしろ家族のほうに原因があったという印象を受けました。往診の検討などに家族も巻き込んだことで、支援体制の整備につながったと考えています。日頃会う回数が少なく、訪問型のサービスがすでに提供されて生活支援がなされていたため、徐々に進んでいく生活障害についても、子どもたちには実感を伴わないことから理解しにくい状況でした。

家族には、認知症に対する誤解やマイナスイメージが先行しないように配慮しつつ、現状を具体的に伝えていくことが求められます。その際、できないことばかりを提示するのではなく、できている点などの利点を併せて伝えていくよう工夫することが必要です。そして、支援の方針を検討する場に一緒に巻き込むことが重要となります。

| 事例 6 | 「私たち特に困っていないので結構ですよ」 |

「楽しそう」が鍵 ～認知症カフェ利用から介護サービス導入へ～

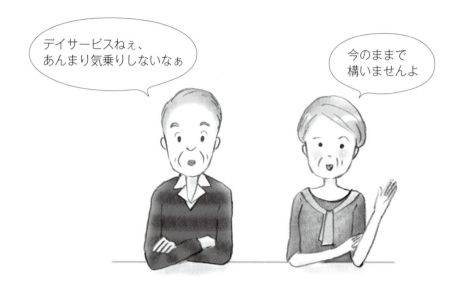

症例の概要と経緯

　70歳代後半の夫婦で、二人暮らし。四人の子どもたちが交代で二人の生活上の支援を行っている。夫婦ともにアルツハイマー型認知症で近くの病院に通院中だが、いずれも著明なBPSDは認めない。主治医は半年ほど前から、デイサービスなどの利用を勧めていたが、本人たちがあまり乗り気ではなく、これまで介護申請やサービス利用につながっていなかった。

　子どもたちの支援により定期的な受診は継続していたが、徐々に認知機能が低下、生活障害が増え始めた。診察の際に、主治医から受診医療機関の地域連携室に介護申請やサービス利用勧奨の依頼があり、地域包括支援センター経由で支援チームへとつながった。

年　齢	夫婦ともに70歳代後半	性　別	男性・女性
家族構成など	夫婦二人暮らし　四人の子どもたちが交代で支援		
診　断	ともにアルツハイマー型認知症	重症度	ともに軽度

初回評価スケール	夫：[DASC-21] 38点　[DBD13] 12点　[J-ZBI_8] 5点 　　[HDS-R] 17点 妻：[DASC-21] 42点　[DBD13] 12点　[J-ZBI_8] 4点 　　[HDS-R] 22点
問題の所在	サービス利用は本人たちの拒否があり、家族も必要性を強く感じてはいない（当事者たちは困っていなかった）
ポイント	始めてみると、うまくいくことも多い（事業者もプロ） 認知症カフェの体験からデイサービスへ
介　入	［介入期間］約6カ月　［訪問回数］3回
最終評価スケール	夫：[DASC-21] 40点　[DBD13] 14点　[J-ZBI_8] 4点 妻：[DASC-21] 39点　[DBD13] 15点　[J-ZBI_8] 3点
サービス導入	［医療］継続　［介護］新規（デイサービス） ［在宅生活］継続
キーフレーズ	介護負担軽減／認知症カフェを足場に／先を見据えた介護負担軽減／本人に合うデイサービス探し／「楽しそうね」の声かけ

問題の見極めとアセスメント内容の整理

◆ 夫の様子

　4年ほど前からもの忘れが始まり、かかりつけの病院からアルツハイマー型認知症の診断でドネペジルが処方されている。最近は、買い物に出かけると買ったものを店に忘れてくる、外出して戻れなくなるなどの生活障害が生じているものの、迷った外出先で電話を借りて迎えを呼ぶなどの問題解決は図れている。身体機能は、膝関節の屈曲制限があり、床からの立ち上がりには台を必要としている。屋外は杖歩行で、緑内障や腎臓病の既往があり、自分で食事の調整をしている。

　本人の役割継続という家族の配慮から、日中は自宅兼店舗にて店番と昔の書類を眺めるなどしているが、記憶力の低下により伝言などの実務も難しく、留守番時の安全性も懸念されていた。

　訪問者に対しては、強い拒否なく世間話には応じる。迷子になったエピソードなどを自ら語り、夕方になると東西南北がわからなくなることについて、「これって認知症なんかね？」と質問があり、取り繕いは特に認めない。

◆ 妻の様子

　2年ほど前からもの忘れが始まり、受診してアルツハイマー型認知症の診断でガラン

タミンが処方されている。著明な身体機能の低下は認めず、白内障の既往がある。ADLは自立し、家事は一応行っているものの、少しずつほころびを認め、献立が偏り冷蔵庫の中に傷んだ食品が残るようになっているため、子どもたちが訪問時に整理をしている。以前は、カラオケや近隣の高齢者向けサロンに通っていたが、最近は外出をしなくなった。

訪問時は、拒否なく世間話に応じ、おおまかな出来事は想起できるが、細部ではつじつまが合わないことが多い。

◆ 夫婦の様子

ともに服薬管理が難しくなり、子どもたちが服薬カレンダーを導入、頻回に確認をしていた。また、入浴の回数も減ってきていた。子どもは四人おり、そのうちの一人が日中は本人たちの自宅兼店舗にて仕事をしている。他の子どもたちも頻繁に訪問し、夫婦二人の支援を行っている。子どもたちは、両親の通院に付き添い、認知症についての理解も得られているため接し方も穏やかで、対応に問題は見られなかった。

家屋は1階部分に店舗があり、生活スペースに移動するには階段の利用が必要であった。階段には手すりが設置されておらず、夫婦ともに視力・視野が低下し転落リスクが高いため、段差を目立たせるようなテープの貼りつけなどを提案した。

◆ どうしてサービス導入が進まない？

夫婦ともに著明なBPSDなどは認めず、支援を受けながら穏やかに生活していた。子どもたちも、現在の状況で特に困ることはなく、現状で必要な支援はするものの、将来必要になるかもしれないサービスなどには差し迫って必要性を感じていない様子であった。

本人たちも変化を望まず、デイサービスなどの話題にはこれまで消極的な反応であった。その背景には、少しずつ生活障害が出てきていることについて自覚に乏しく、現状で困っていることがないことに加え、デイサービスなどを利用する"理由"がなく、必要性も感じていないこと、また、認知機能の低下により新しいことを覚えられず、環境に順応することも苦手になっているため新しい環境への不安があることが考えられた。子どもたちも、困っていない両親にあえてデイサービスなどを利用するように促すタイミングを逸していたようであった。

実際の対応

初回訪問時、介護認定のための訪問調査までは実施済みだったため、地域包括支援センターの担当者から介護保険サービスについての説明が行われた。チーム員会議では、必ずしも今すぐサービス導入が必要とは限らないが、子どもたちにも自分の家庭があり、疲労の様子も垣間見えることから、精神的にも物理的にも少しでも負担が減るように支援することが、今後も本人たちが穏やかに暮らし続けるために必要ではないかと提案があった。

子どもたちからは、父親の昼寝が増えて運動量が減少していること、母親の入浴回数が少ないことに対する支援の希望が聞かれたため、二人に合いそうなデイサービスの検討を開始した。その際には、必ずしも同じ場所でなくても、それぞれに目的を見出して通えればと考えた。夫は、今まで仕事一筋で、若い頃から趣味がなかったので、大規模なところはなじみにくいかと想像し、中〜小規模で運動を目的に通えるところを選定した。妻は、以前はカラオケ教室に通うなど社交的な生活をしていたため、「楽しい」雰囲気で、かつ個浴に対応できるところを選定した。その際、「妻の姉も一緒に通えれば」とのニーズも家族から聞かれた。

デイサービスを選定している折に、ちょうど市内で認知症カフェの予定があり、本人たちに夫婦での参加を促した。子どもたちと妻、その姉が来場し、飲み物や簡単なちぎり絵、スタッフたちとの会話などを楽しんでいた様子から、デイサービスの利用も現実的だという期待感が高まった。

その後、夫婦とも要支援1の認定を受け、結局、夫婦と妻の姉との三人で同一のデイサービスに週1回通い始めることになった。時には出かけることに気乗りしないこともあるが、徐々に認知機能の低下が進む中、比較的順調にサービスが継続され、支援チームの介入は終了となった。

 担当チーム員より

介護保険サービスの導入につながり、いざサービスを利用しようとする際、本人たちの「お断り」によって、なかなか導入が進まないケースも多いです。本人の意思を確認し、尊重しようとすればするほど、家族はその先に進むことができなくなってしまうこともあります。

この事例でも、家族がサービス利用に踏み切れなくなっていました。そうした中、本人の好みになるべく合いそうなデイサービスを提案し、家族が見学して確認したこと、

また、認知症カフェのようなインフォーマルな場に家族が一緒に出かけ、本人が他者ともその場を楽しんでいるのを実際に体験でき安心したことが、家族がサービス利用を導入する後押しにつながったと思われます。また、サービスの利用開始後も、家族が本人に「楽しそうね」など前向きな声かけをすることで、本人も気持ちよく安心して次回のサービスを利用することにつながります。

　家族と本人がともに負担感を訴えていなくても、毎日のちょっとした介護の積み重ねが、徐々に介護家族にとっての負担につながることも多いです。無理にサービス利用を勧めるのはよくありませんが、家族の介護負担について予防的な見立てで関わることが必要な場合もあります。

事例 7 「おまえが財布を盗ったって、怒鳴るんですよ」

妻の行動変容でBPSD改善 〜「私の関わり方が大切」と気づく〜

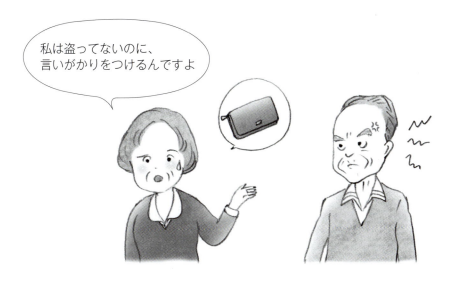

症例の概要と経緯

80歳代後半の男性で、妻（70歳代）との二人暮らし。植木職人。子どもたちは多忙で協力が得にくい状況。キーパーソンの妻は、内職をしながら子育てをし、夫を支えてきた。子どもが立派に育ったことが自慢。定期的な受診はしていない。もの忘れは数年前から出現していた様子。

半年前より、財布を続けて三度なくし、妻に対して「おまえが盗ったのだろう。おまえが使ってしまったのだろう！」と怒鳴るようになった。ADLは自立。1週間前、本人が「お金を盗った」と妻に言いがかりをつけ、首を絞め、はさみを突きつけた。困った妻が市役所に相談し、支援チームにつながった。

年　　齢	80歳代後半	性　別	男性
家族構成など	持ち家に妻と二人暮らし　子どもたちは多忙		
診　　断	アルツハイマー型認知症	重症度	中等度
初回評価スケール	[DASC-21] 35点　[DBD13] 19点　[J-ZBI_8] 13点		

問題の所在	家族(本人の思いを理解せず、できないことを指摘していた)
ポイント	家族が本人の思いを知り、笑顔で関わることが本人の穏やかな生活につながる
介　入	[介入期間] 3カ月(継続中)　[訪問回数] 3回
サービス導入	[医療] 新規　[介護] 利用なし　[在宅生活] 継続
キーフレーズ	本人の暴力／本人の思いをチーム員が代弁／介護者の成功体験が行動変容へ／「大事なのは薬でなくて私の関わり方」と介護者が理解／怒りスイッチ押さない

問題の見極めとアセスメント内容の整理

◆ BPSD(暴言・暴力)発現の過程を理解する

初回訪問時、本人は、チーム員と地域包括支援センター職員に穏やかに対応してくれた。「お年寄りのお宅を伺い、困っていることがないか確認しています」と訪問理由を伝えると、本人より「大丈夫だよ。この年まで元気にやってこられているから。元気なのが取り柄だよ」という発言が何度も聞かれた。日常会話はスムーズであったが、自分が忘れっぽくなっていることを悟られずにこの場を乗り切ろうと尽力している様子が、とても強く伝わってきた(アルツハイマー型認知症特有の取り繕い)。

妻がもの盗られ妄想のエピソードを話し出すと、本人の表情はとても険しいものとなり、首を絞められた話が続くと、本人は大声を上げ怒り出した。チーム員と地域包括支援センター職員が仲裁したが、本人は「おまえは本当に人の気持ちがわかってない！」と妻に向かって言い捨て、部屋を出ていってしまった。本人は忘れっぽくなっていることに気づいており、直接指摘されることがつらく、怒ってしまっているのではないかと考えられた。

◆ 妻の思いを理解する

妻は、「病院や施設はかわいそうだから、この家で仲良くやっていきたい」と、今後の二人の生活をどうにかよいものにしたいと思っていた。BPSD発現時の対応については、「暴力があると、子どもの家に避難します。そうすると、一晩の間に携帯電話の着信が100件以上あって。翌朝家に帰って、お父さん、そんなことはおかしくなった人がすることだよって言いました」との話があった。その途中に、「あの人はもう駄目になったから」「もう子どもだと思うしかない」という発言が何度もあった。妻は、夫のもの忘れや行動を悲観し、本人の行動を面と向かって否定、子どものように扱うときも

あるようだった。

◆ 本人の思いを知ってもらう

　チーム員は、妻へ本人の思いを想像して伝えた。「おそらくご本人は、忘れっぽくなっていることに気づき、大きな不安を抱えている状況だと思います。自分が家で暮らすには、奥さんが頼りであることもご理解されていると思います。頼りたい相手だからこそ、自分が不安に感じている部分を直接指摘されてしまうと、悲しくて怒り出してしまうのではないでしょうか。携帯電話に着信が100件残っていたことは、頼りの奥さんがいなくなってしまい、不安だったことの表れかもしれませんね」。妻は神妙な顔で考え込み、「そんなふうには考えたことがなかった。でも、そう思ったら、随分つらかったのかもしれない。本人に何でもすぐに言うことはやめてみようと思います」と笑顔で話をしてくれた。

実際の対応

　本人からの暴言・暴力が強いと感じられたとき、妻は子どもの家に避難できると確認できたので、妻の関わり方を工夫して様子を見てもらうこととした。チーム員会議においては、妻の関わり方への継続支援、『家庭介護ガイドブック』の活用、妻の変化に伴うBPSD出現状況の確認、本人が最も心配している金銭について情報収集を進めるようにという意見が出された。

　初回訪問後1週間が経過したところで、妻へ状況確認の電話を入れた。妻は、「関わり方を変えたら、本人が激怒することがなくなった」と話してくれた。具体的には、本人がイライラしているときにはニコニコ穏やかに対応し、本人が忘れていても、それを指摘することなく、何度でも説明するよう注意しているとのことであった。また妻より、「私がどうにかしなくてはと思っていたから、一生懸命やっていた。お父さん（本人）のことを相談できる場所ができて、失敗してもいいって思えた。そうしたら、お父さん（本人）にもニコニコできるようになった。この年だからね、仲良くやっていきたいよ。普通に過ごしたらいいのよね」との話があった。

　初回訪問後3週間が経過したところで、再度訪問した。本人はチーム員のことを覚えていなかった。相変わらず「困っていることはない」と介入を拒む様子があり、金銭について尋ねることはできなかったが、庭の草木については自分が手入れをしているのだと笑顔で話をしてくれた。チーム員のことも当初は警戒していたが、「こういう人たちがいないと、年寄りが困るからな」と言ってもらえた。本人、妻、チーム員の三人で話

をする間、穏やかな時間をもつことができた。妻は関わり方に自信がもてたようで、「うまくやっていけると思う。一番大事なのは、薬じゃなくて私の関わり方なのだなって思いました」と嬉しそうに話された。支援継続中のため、最終アセスメントは未実施。

 担当チーム員より

　家族は、かつての本人を知っている最も身近な存在です。そのため、わからないことやできないことが増えた本人を最も受け入れがたく感じるのも、やはり家族ではないかと思われます。この事例では、妻の対応がBPSDの大きな誘因になっていました。本人の思いをチーム員が代弁したことによって、妻が自身の行動を振り返り、すんなりと行動変容できたことがBPSDの改善をもたらしました。

　しかし、この事例のようにうまくいくケースは少ないです。家族間の関係性が悪化していれば、家族がBPSDの背後にある本人の気持ちを考えるところまで進みません。そのため、家族の行動変容も生じず、BPSDも改善しないと思われます。また、家族がどんなに一生懸命に接し方を変えたとしても、それだけではBPSDが改善せず、投薬治療を併用するケースも多いと考えられます。BPSD悪化時は、その誘因への対応をまずは進め、それでも改善が見込めないときは投薬治療を併用するよう、状況把握を進めていくことが大切です。

 チーム医師のコメント「怒りスイッチ押しません」

　アルツハイマー型認知症では、「どんなときに怒りますか？」と介護者に質問し、「○○のとき」と返事があれば、「○○が怒りのスイッチだとわかりましたね。もう大丈夫です。これを押さないようにすれば、怒りません。押さないように試してみませんか？　初めは我慢するのが大変でしょうが、きっと楽になりますよ」などと介護者に話すことで、行動変容に結びつけます。しかし、行動障害型前頭側頭型認知症の「突然の怒り（スイッチ易怒；いきなり沸騰する瞬間湯沸かし器のイメージ）」は、薬剤の併用が必要なことが多いです。抗精神病薬ではなくて、身体への影響が比較的少ない抑肝散やメマンチン、バルプロ酸（少量）が有効なケースもあります。少量の抗精神病薬も有効なことが多いです（しっかり歩けて食べられる人という前提で）。薬で症状が落ち着いて介護負担が減ると、笑顔で接するゆとりが介護者に生まれて相乗効果となります。

2 介護家族の対応などが問題の場合

事例8 「わかっちゃいるけど、つい怒っちゃうんだよ」

職人気質で虐待疑いの夫への支援 〜訪問系サービスでレスパイト〜

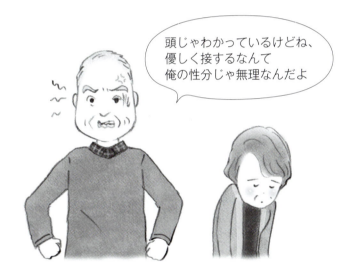

頭じゃわかっているけどね、優しく接するなんて俺の性分じゃ無理なんだよ

症例の概要と経緯

　70歳代半ばの女性で、主介護者の夫と二人暮らし。子どもが二人いるが多忙。50歳代まで夫婦で自宅にて店舗を営んでいたが、妻の病気をきっかけに閉店。その後、夫は現在まで日雇い労働で働く。本人はお洒落好きで、趣味の八木節を楽しむなど、もともと活動的で社交的。3年半ほど前からアルツハイマー型認知症で投薬治療が開始され、要介護1の認定で週3回デイサービスを利用していた。

　数日前にデイサービス職員から、「本人の背部と右肩、左上腕部にアザがあり虐待疑い」と地域包括支援センターに通報がある。本人に事実確認すると記憶が曖昧だが、

「お父さんに怒られる」「自分が悪いかも」とのこと。担当ケアマネジャーから、夫婦喧嘩が多くて、本人が「離婚する！」と家を飛び出すことや「自殺する！」と刃物を振り回すこともあるとの情報。「夫は認知症の妻の対応に悩んでいる様子だ」とのことで、支援チームへ依頼がきた。

年　齢	70歳代半ば	性　別	女性
家族構成など	主介護者の夫と二人暮らし　子どもが二人いるが多忙		
診　断	アルツハイマー型認知症	重症度	中等度
初回評価スケール	[DASC-21] 47点　[DBD13] 24点　[J-ZBI_8] 19点		
問題の所在	介護者である夫の認知症に対する理解不足		
ポイント	介護者の理解促進を押しつけない　職人気質を踏まえ本人の気持ちに配慮する		
介　入	[介入期間] 約10カ月　[訪問回数] 6回		
最終評価スケール	[DASC-21] 45点　[DBD13] 26点　[J-ZBI_8] 21点		
サービス導入	[医療] 継続　[介護] デイサービス継続／ヘルパー新規 [在宅生活] 継続		
キーフレーズ	虐待の背景に本人の病識低下と介護者の理解不足／夫婦の関係性／レスパイトで虐待防止／訪問薬剤師・訪問看護でレスパイト		

問題の見極めとアセスメント内容の整理

◆ 夫の訴え

　出した物は片づけられずどこかに消えるし、お金を渡してもなくす。弁当用に準備したおかずだと言ったのに、すべて食べてしまう。下着の間からドーナツ、こたつの中からおでんが出てくる。せっかくドライブに連れて行っても覚えていない。「今日行った○○楽しかったよね」と思い出させようとすれば、「私は行っていない。違う女と行ったんでしょ？」と言う始末。来客から預かり物をするが、誰が来たのかわからない――など日々のエピソードを挙げて、「毎日奇妙な事件が起きるから、嫌になってしまう」と訴える。発言の背景には認知症に対する理解不足がうかがわれた。

　亭主関白で今まで家庭内のことはすべて妻に任せていたが、今では夫がすべて担いつつ、妻の介護の合間を見て日雇いの仕事や地区役員の仕事をするなど、夫としては精一杯の対応をしている。しかし、本人には感謝もされず喧嘩となり、本人の取り繕い場面

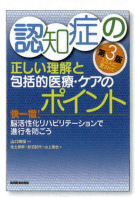
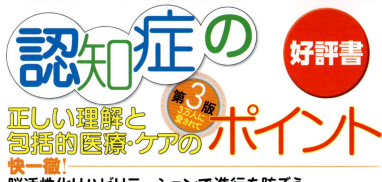

認知症の正しい理解と包括的医療・ケアのポイント 第3版

好評書

3万人に愛されて

快一徹！
脳活性化リハビリテーションで進行を防ごう

山口 晴保（認知症介護研究・研修東京センター／センター長）●編著
佐土根 朗＋松沼 記代＋山上 徹也●著

- B5・404頁
- 定価（本体3,500円＋税）
- ISBN978-4-7639-6027-6

第2版刊行時からの進歩を盛り込んだ改訂版!!

認知症の病態や症状をよく理解し、高齢者の抱える心の問題を共有し、適切な医療・ケア・リハを提供するための具体的な方法を示す

認知症に関わり、さらに理解を深めようというすべての医療・ケアスタッフ必読の書

第1部「認知症の基礎知識」に米国精神医学会の新しい診断基準であるDSM-5を反映させ、第2部「認知症の症状と能力を生かすケア」にユマニチュード®を含む新しいケアを取り込んでケア技術の向上を図り、第3部「脳活性化リハビリテーション」ではこれまでの研究成果を盛り込んでさらなる磨きをかけ、第4部「認知症の評価・診断と治療」では個々人の症状に即した認知症医療の重要性に鑑み、加筆・修正を行っています。多職種による包括的医療・リハ・ケアという本書の内容は、2016年度の診療報酬改定で新設された「認知症ケア加算」にも合致するものとなっており、認知症の入院患者への適切な対応を身につけることができる内容となっています。

紙とペンでできる 認知症診療術

笑顔の生活を支えよう

山口 晴保（認知症介護研究・研修東京センター／センター長）●編著

- B5・330頁　定価（本体5,200円＋税）　ISBN978-4-7639-6025-2

好評書

どのように認知症の患者を診断・治療し、支えていけばよいのか——
臨床現場で役立つ診療のコツを伝授する!!

認知症を抱えて困っている患者の数が500万人にのぼる現在、あらゆる分野の医師が認知症の診療術を理解・習得することが求められています。本書は「認知症という困難を抱えながらも、患者本人とその家族が、笑顔で穏やかに暮らし続けていけること」を認知症医療のアウトカムと捉え、認知症がどのような原因で生じているのかを診断し、薬物療法のさじ加減や、リハ・ケア・家族指導を提供する実践医療を解説しています。病院や診療所という現場で認知症の診断・治療・ケアを楽しく行うことで、本人や家族が困っている問題を解決し、笑顔で感謝され、医療者としてやりがいを感じることのできる方略が満載の一冊です。

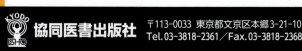
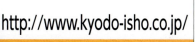

協同医書出版社　〒113-0033　東京都文京区本郷 3-21-10　Tel. 03-3818-2361／Fax. 03-3818-2368　http://www.kyodo-isho.co.jp/

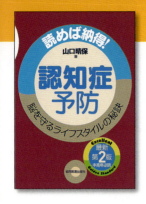

認知症予防

読めば納得！ 脳を守るライフスタイルの秘訣

好評書

最新第2版 Excellent Golden Standard 中高年必読

山口 晴保（認知症介護研究・研修東京センター／センター長）●編著

● A5・270頁　　定価（本体1,800円＋税）　　ISBN978-4-7639-6022-1

"認知症予防"の決定版、待望の改訂！

アルツハイマー型認知症や脳血管性認知症の成り立ちをわかりやすく解説するとともに、最新の研究成果にもとづいた食事や運動に関するアドバイス、そして睡眠や歯磨きに関することまで、読んだらすぐに実践したくなる予防法を紹介しています。薬についての話や脳活性化リハ、また認知症発見・病識判定のチェックリストや早期発見のポイントについても詳しく説明しており、高齢期を豊かに活き活きと過ごしたいと思っている方々、そして、それをサポートする医療・ケアスタッフ必読の書となっています。

当社刊行書籍のご購入について

弊社の書籍の購入に際しましては、以下の通りご注文賜りますよう、お願い申し上げます。

◆書店で
医書専門店，総合書店の医書売場でご購入下さい．一般書店でもご購入いただけます．直接書店にてご注文いただくか，注文書に購入をご希望の書店名を明記した上で，注文書を FAX（注文受付 FAX 番号：03-3818-2847）あるいは郵便にて弊社宛にお送り下さい．

◆郵送・宅配便で
注文書に必要事項をご記入の上，FAX（注文受付 FAX 番号：03-3818-2847）あるいは郵便にて弊社宛にお送り下さい．本をお送りする方法として，①郵便振替用紙での払込後に郵送にてお届けする方法と，②代金引換の宅配便とがございますので，ご指定下さい．なお，①②とも送料がかかりますので，あらかじめご了承下さい．

◆インターネットで
弊社ホームページ http://www.kyodo-isho.co.jp/ でもご注文いただけます．ご利用下さい．

〈キリトリ線〉

注 文 書（FAX：03-3818-2847）

書　名	定　価	冊　数
認知症の正しい理解と包括的医療・ケアのポイント　第3版	定価（本体3,500円＋税）	
紙とペンでできる **認知症診療術** 笑顔の生活を支えよう	定価（本体5,200円＋税）	
認知症予防 読めば納得！ 脳を守るライフスタイルの秘訣　第2版	定価（本体1,800円＋税）	

フリガナ	
お名前	
お届け先 ご住所 電話番号	〒□□□－□□□□ 電話（　　　）　　－　　　，ファックス（　　　）　　－
Eメールアドレス	＠
購入方法	□ 郵送（代金払込後，郵送） □ 宅配便（代金引換）【配達ご希望日時：平日・土休日，午前中・14～16時・16～18時・18～20時・19～21時】 □ 書店でのご購入【購入書店名：　　　　　都道府県　　　　　市区町村　　　　　書店】

新刊のご案内および図書目録などの弊社出版物に関するお知らせを，郵送または電子メールにてお送りする場合がございます．　□ 希望する
記入していただいた住所およびメールアドレスに弊社からのお知らせをお送りしてもよろしいですか？　□ 希望しない

協同医書出版社　〒113-0033　東京都文京区本郷3-21-10　TEL（03）3818-2361
URL　http://www.kyodo-isho.co.jp/　FAX（03）3818-2368

だけを見ている周囲の人たちからは「認知症とは思えないね。うちなんてもっと大変だよ」などと言われ、理解を得られないこともストレスにつながっている様子。

虐待の疑いについては、夫婦喧嘩になり「もう出ていく！」と妻が家を飛び出しそうになったが大通り前で危ないと思い、とっさに腕をつかんだら抵抗されて転んだ。こちらもイライラすることも多いし、虐待と思われても仕方ないと説明した。夫は職人気質で威勢がよく、声も大きくて、方言混じりの荒い言葉遣い。子どもたちに頼りたい一方で、息つく間もなく働いていることを知っており、頼れないでいる。

◆ 本人の気持ち

夫には感謝をしているが、夫は声が大きくて威勢がいいから、いつも怒られているみたい。何て言われたか覚えていないけど、喧嘩になっちゃうと私もつい言ってしまうの。大声を出さなければ優しくていい人なんだけどね。私はそれなりにしっかりしているつもりだけど（病識低下）、あちらからすれば怒りたくなるんですかね――などと話しており、詳細なエピソードは覚えていないが、喧嘩になることなどは認識している様子。デイサービスは楽しみながら通えているようだった。

◆ 実生活上で生じている問題の整理

本人は、記憶や見当識を中心とした認知機能の低下により、物をしまいなくすことが多く、お金や保険証など目についた大切なものを押し入れなどにしまうため、夫と喧嘩になることも多い。服薬管理も困難だが、夫は「ちゃんと飲めよ」と言うだけのため、実際には飲み忘れており、それを夫が指摘することで喧嘩になることもある。しまいなくしたり忘れることに対して夫が強い口調で指摘することもあるため、本人は落ち着きなく攻撃的な口調で反論して喧嘩になる。実際に家を出ていき、戻ってこられずに警察騒ぎになったこともあった。

担当ケアマネジャーが認知症の対応の基本について夫に何度も伝えるも、夫もなかなか実践できずに妻と喧嘩になっていた。

実際の対応

まずは、夫に認知症対応の理解を促すことが、支援目的としてチーム員会議で確認された。夫の苦労をねぎらいながら話を傾聴しつつ、生じている日常生活上の"奇妙な事件"について、アルツハイマー型認知症による認知機能低下と結びつけながら解説することを通して、疾病に対する理解の促進を試みた（『家庭介護ガイドブック』を活用）。

自分の妻だけが特別なのではなく、アルツハイマー型認知症の人を介護する多くの家族がこのようなことを経験すると理解したことで、心理的な負担は少し軽減したようだが、根本的な対応には至らなかった。

チーム員会議では、怒ることでかえって介護負担が増すと教えること、本人の気持ちをもっと伝えること、子どもたちに協力を求めること、離れる時間を増やすことなどが提案された。ただ、夫は昔からの職人気質で、「頭じゃわかっているけど、優しく接するのは俺の性分では無理だ」といった対応であり、妻に対して強い語気で接するため、妻は怒鳴られていると感じる様子であった。そうした中、妻の気持ちを代弁すべく、本人が言った「お父さんには本当に感謝しているよ」といった言葉を夫に伝えると、嬉しそうにはするものの、「そういうことを直接言ってくれりゃあ納得するけど、金を盗られただの、ほかの女のところに行ってるだの、自分がしまいなくしたものを俺の責任にするだのってことがあると、頭にくるんだいね」と、本人の言動を鵜呑みにして理解が進まない。

夫の理解促進にも限界があるため、逆に、夫との関わりを社会資源で少し減らすことを検討した。まずは、物理的に離れる時間をつくるために、デイサービスの頻度増加を図った。これは夫の心理的負担の軽減には若干つながったが、それでも夫の介護負担感は強い状態であった。そのため、主治医に相談して投薬内容を見直してもらい、一日の服薬回数を減らすとともに、1回分の薬剤の一包化を依頼した。服薬管理については、夫が妻の服薬に口出しすることで喧嘩になるため、夫や主治医と相談して、薬剤師による訪問指導を導入した。白衣を着た薬剤師が訪問して丁寧な指導を行うと、本人は笑顔でその指示に従った。また、夫が手をつけると喧嘩になる本人の身の回りの掃除などは、訪問介護の導入で対応した。

介入当初から比べると、夫の精神的負担の軽減は若干図ることができたが、根本的な解決には至らないため、夫婦喧嘩がきっかけで本人が家を出て警察騒ぎになったこともあった。近隣の派出所には本人の写真とともに情報提供し、子どもたちにも事情を伝えて協力を依頼したが、仕事も忙しく協力が得られにくかった。夫の介護負担の増悪による虐待の懸念もあったため、チーム員会議では、強制的にでも物理的に離れる時間を増やす提案もあった。施設入所の検討も娘となされたが、金銭的な問題もあり、結果的には本人の今までの生活歴や趣味など配慮してショートステイ利用が検討された。しかし、初回利用時に本人が大泣きして施設から出てしまうなどの行為があり、結局は定期利用に至らなかった。

終了時の最終アセスメントは、DASC-21が45点（2点改善）、DBD13が26点（2点増悪）、J-ZBI_8が21点（2点増悪）で、点数としては若干の悪化があるものの、虐待など

はなく、在宅生活を継続中である。

 担当チーム員より

　認知症の人に対する接し方について理解の促進を図り、周囲の家族の対応が変わることで本人のBPSDが軽減される経験は非常に多いです。しかし、そのステレオタイプな発想で、すべてのケースに対応できるわけではありません。相手のキャラクターや自身のポリシーによって、頭でわかっていても受け入れがたいこともあります。50年来の夫婦関係は数回の訪問支援で変わるものでもなく、無理な押しつけでは解決できないことも事実です。こうした場合は、社会資源や周囲の人的環境など様々なものを活用しながら、今までの"それなり"の夫婦関係を継続しつつ、本人が住み慣れた自宅での生活支援の継続が必要であると考えます。

　この事例では、結果的にはいずれの問題も解決しませんでしたが、チーム員会議で出された様々な意見や方法をケアマネジャーと一緒に相談しながら、試行錯誤を繰り返しました。ケアマネジャーは常に、自分の対応が果たしてよいのか、もっとよい方法があるのではないか、虐待につながったらどうしようかと悩んでいたようでした。最終的に問題解決には至らなくても、チーム員が家族やケアマネジャーとともに一緒に悩んだことは、結果的にはケアマネジャーに対する心的支援にもつながっていたと、支援終了後にフィードバックをもらいました。こういうことも、介護保険の地域支援事業としては大切なアウトカムの一つだと思います。

| 事例 9 | 「こいつにはガツンと強く言ったほうが効くんだよ」 |

強く叱る介護者への指導 〜ねぎらいと妻の感謝を伝えて変化を促す〜

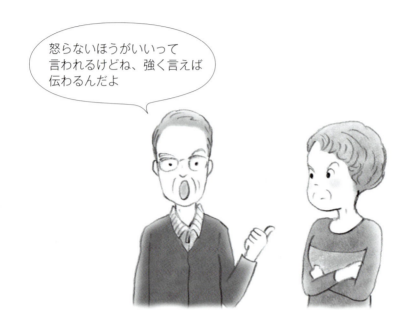

症例の概要と経緯

　70歳代後半の女性で、夫との二人暮らし。県外に子どもが二人いるが疎遠。合併症に高血圧と糖尿病があるも、現在は通院しておらず、要介護認定なども申請していない。ADLは自立しているものの、自転車で出かけたことを忘れて徒歩で帰宅し、自転車が盗まれたと騒いだり、一日に何度もスーパーへ行き同じものを購入するなど、認知機能低下による生活障害のエピソードが多数ある。夫は、近隣に迷惑がかからないようにと、たびたび本人に注意するため、妻と口論になることが絶えない。かつては合併症の治療で受診したこともあるが、夫が薬を本人管理にしたところ、「どこも悪くないから飲まない。病院にも行かない」と強く拒否され、それ以後病院にも行かず、夫は対応に苦慮している。
　夫が妻を怒鳴っていると民生委員から地域包括支援センターに連絡があり、夫への適切な対応法の指導と妻の医療受診への結びつけを目的に、支援チームに依頼がきた。

年　齢	70歳代後半	性　別	女性
家族構成など	夫と二人暮らし　県外に子どもが二人いるが疎遠		
診　断	アルツハイマー型認知症	重症度	軽度～中等度
初回評価スケール	［DASC-21］49点　［DBD13］21点　［J-ZBI_8］7点 ［HDS-R］7点		
問題の所在	家族の認知症の理解と対応の仕方		
ポイント	お互いを気遣う声かけと、楽しいお誘いを		
介　入	［介入期間］約5カ月　［訪問回数］4回		
サービス導入	［医療］新規　［介護］新規（申請とケアマネ選定まで） ［在宅生活］継続		
キーフレーズ	叱る／介護者へのねぎらい／病識低下／ペアで外出・外食セット健診／「あなたの健康状態が心配」／「これからも一緒に元気で過ごすために」		

問題の見極めとアセスメント内容の整理

◆ 夫の困惑と対応

　夫は妻の行動に困惑しており、ゴミ収集日の間違いなど近隣住民への迷惑や、そのつど対応することへの負担感、間違いを指摘すると本人には自覚がないため口論になることにストレスを感じていた。認知症の介護経験がある知人やテレビからの情報も得ており、「叱っても無駄」ということは理解しているような発言がある一方で、「こいつには強く言ったほうが効く」とチーム員にも断言していた。また、職人気質の夫は話し声が大きく、本人からすると怒っているように聞こえるようであった。しかし、荒々しい言葉とは異なり、よく本人のことを考えている様子はうかがえた。

　夫からは、以前の本人は友人と出かけたりしてつき合いが多かったが、友人の逝去などで現在は交流範囲が狭まっているため、気晴らしにどこか出かける先があるとよいとの話も聞かれた。

◆ 本人の様子

　本人は、定年間際まで勤務し、その後も友人の会社の手伝いをするなどして過ごしていた。生活に関しては、家計を自分でも支えてきた自負があり、若い頃から夫とのパワーバランスも対等で、夫に対して萎縮した様子は見られない。世間話では会話に加わるものの、同じ話を繰り返し、生活の様子などを具体的に語ることはなく、記憶力の低

下が疑われた。本人は認知機能低下に対する自覚がないため、夫の指摘を黙って聞くことができずに言い返し、口論になる。ただし、夫と言い争いになったことも覚えておらず、本人は特に困っていることの訴えはない（病識低下）。

外部の人間との関わりに関しては、事前に訪問した地域包括支援センター職員に対して、「どこも悪くありません」「早く帰ってください」などの拒否的発言が聞かれたとのことで、今後の介入や将来的なサービス利用に対し困難が想定された。

実際の対応

◆ 夫への十分な聴取とねぎらい

初回訪問時は、本人が散歩で外出しており、夫のみとの面談となったが、結果的には夫から十分な話を聴くことができた。夫も妻が認知症だということは理解しているが、認知症についての理解をさらに促すために『家庭介護ガイドブック』を渡し、特徴や対応のポイントなどに関する情報提供を行った。

夫は基本的には面倒見がよく、妻に対して今後も一緒に暮らし続けたいと考えていた。認知症の介護経験がある知人からも情報を得ているようで、現在の妻の行動が認知症から生じているということは理解していた。また、妻が引き起こす事柄に対して、近隣住民に事情を話して理解も得ており、比較的丁寧に上手に対応していた。しかし、妻に対しては「周りからも怒らないほうがいいと言われるが、強く言えば伝わる」との強い信念があり、結果的に口論になってお互いにストレスを溜めている状況であった。

チーム員会議では、夫の今までの対応をねぎらいながらも、その中で少しずつ対応の変容を促していくことや、今後の支援体制を整えるために介護申請手続きを勧めることが提案された。

◆ 妻の受診に向けての作戦とその後

受診に関しては、積極的な認知症の治療というよりは、既往の高血圧や糖尿病の状態チェックと、介護認定につなげるための主治医を決めることに主眼を置いた。本人を受診につなげる作戦としては、もともと夫婦でのドライブなどの外出が楽しみであったため、今後も元気でいるための「外出・外食とのセット健診」ということで、楽しいイメージで誘った。主治医には、診察日に合わせてチーム員が情報提供書を作成し、訪問の様子とアセスメントの結果に加えて、かつて服薬が中断した経緯や夫の対応の様子などを直接伝えた。当日は特に拒否することもなく受診し、アルツハイマー型認知症と多発性脳梗塞の診断を受け、ガランタミンの処方が開始された。主治医からは「毎回服薬

の声かけをして確認するように」と夫に伝えられた。

　その後は、医師から念を押されたこともあり、夫が毎回服薬を促し確認している。継続した服薬状況が確認されたのち、再診にてガランタミンの増量と降圧剤が追加処方となった。その後も継続的に服薬できており、夫からは随分と落ち着いてきたとの報告があった。関わりが進むにつれて、夫からも「まぁ、言っても仕方ないからさ」など、ややあきらめとも受容ともとれる言葉が聞かれるようになり、おおらかに対応できることが増えた。地域包括支援センター職員からは初回訪問時より対応が柔らかくなったとの報告があり、今後のサービス導入に明るい兆しが見え始めた。

　現在は、要介護1となったことでケアマネジャーを選定し、必要に応じてサービスを提供する体制が整ったところである。

 担当チーム員より

　医療受診が途絶え「自分はどこも悪くない」と思っている本人に対して、認知機能低下を指摘して受診させようとすることは、かえって本人を頑なにさせ、お互いの関係の悪化にもつながります。一方で、本人をだますようにして受診を勧めても、結果的には継続した受診や服薬につながらないことが多いです。相手の認知機能や性格に応じた声かけを工夫するべきですが、「あなたの健康状態が心配」「これからも一緒に元気で過ごすために」といったニュアンスのメッセージを伝えることが、受診勧奨に有効なことが多いと感じます。今回は、本人が好む「夫との外出」を主目的として、「ついでに受診もする」といった誘いの仕方がよかったのではないかと考えています。

　対応法に関する家族への教育的関与の際も、基本的には今までの対応をねぎらいながら、今以上のストレスを溜めないように気軽に相談できる先とつなげ、少しでも気持ちにゆとりができるように援助します。そして、適切な対応により家族間の軋轢が減少するという成功体験を通して、日頃からの関わり方の変化を促し、穏やかに毎日が過ごせるようになることを期待します。これまでの家族間の複雑な関係性を配慮せずに対応法の正論を伝えても、かえって介護家族のストレスが強まり、介護家族を追い込んでしまうことになります。服薬調整なども含めて、多面的視点で「穏やかに二人で過ごす」ことを念頭に、多職種で関わることが重要です。

事例10 「父の認知症が進んじゃって大変なんです！」

特徴的なパーソナリティーの親子 〜問題の所在は長女〜

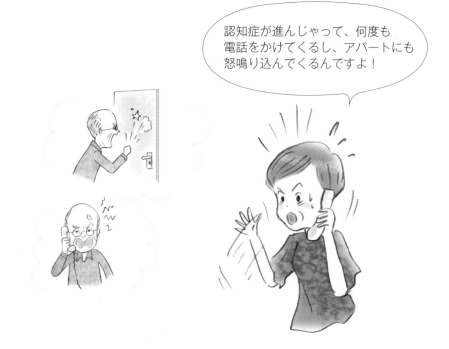

症例の概要と経緯

　80歳代前半の独居の男性。片麻痺の妻と障害のある長男は現在施設に入所しており、県内在住の独居の長女がキーパーソン。本人は兼業農家で、警備員や工場の作業員など複数の仕事を転々として定年まで勤務。その後は妻と長男の三人暮らしで、畑仕事などをしていた。友達づき合いはほとんどない。

　1年前に、高齢の両親と暮らす重度の身体障害がある兄を心配した長女が施設に相談し、長男が入所。9カ月前には認知症の妻が体調不良で入退院を繰り返し、在宅復帰が困難で施設に入所して独居となった。7カ月前に、本人が長女に勧められて受診した近医で認知症と告げられ、運転免許証を返納。介護保険を申請したが継続利用につながらない。本人は再び三人で暮らしたいと考え、妻や長男がいる施設へ退居要求したり、警察や市役所、市議会議員、民生委員などに、「長女が勝手に妻と長男を施設入所させた」と相談。次第にエスカレートし、長女に攻撃的な電話をするようになった。

2カ月前に長女と受診した別病院で前頭側頭型認知症と診断され、投薬開始により一時期落ち着いたが、1カ月前から再び退居要求や長女への電話攻撃などが頻回になり、夜中に長女のアパートに怒鳴り込むなどのエピソードで長女が疲弊していたため、支援チームへの紹介となった。

年　齢	80歳代前半	性　別	男性
家族構成など	独居　妻は片麻痺で施設入所　長男も障害があり施設に入所中　長女がキーパーソン		
診　断	前頭側頭型認知症（介入時から診断あり）	重症度	軽度
初回評価スケール	［DASC-21］36点　［DBD13］25点　［J-ZBI_8］27点　［HDS-R］22点		
問題の所在	どちらかというと長女　認知症よりパーソナリティーと親子関係の問題		
ポイント	様々な問題が「認知症」という言葉で片づけられている		
介　入	［介入期間］約6カ月間　［訪問回数］5回		
最終評価スケール	［DASC-21］37点　［DBD13］24点　［J-ZBI_8］25点		
サービス導入	［医療］継続　［介護］新規（訪問看護／訪問介護） ［在宅生活］継続		
キーフレーズ	認知症以外の問題／高齢者電話訪問（社会福祉協議会）／在宅生活継続のための支援受け入れ提案／介護者対応（傾聴とねぎらい）		

問題の見極めとアセスメント内容の整理

◆ 長女の訴え

長男と妻が入所したことを理解できず、勝手に退所させようとする。それができない状況になったから、入所の体制を整えたのに、認知症の父には理解できない。父の認知症がひどく進んで、私への暴言がひどい。携帯電話に一日30件以上も着信があり、落ち着かない。せっかく介護保険が使えても、デイサービスは拒否してしまう。私が精神的にまいってしまうので、どこかの施設か病院に入れてほしい――といった内容について、興奮した口調で一方的に、電話で1時間半以上訴える。

責任感が強く、「自分が何とかしなくては」と抱え込んで疲弊している様子がうかがわれる。一方で、今までの親子関係のこじれ（幼少期からの暴力など）からくる、父親

を許せないという攻撃的な一面も垣間見られた。
　長女は、施設入所や抗認知症薬の投与で現状の問題解決ができるのではないかといった期待感があるようで、チーム員にそれを求めていた。

◆ 本人の気持ち
　一人暮らしでは寂しくて、以前のような三人暮らしをしたい。本当は長女にも話を聞いてもらいたいが、折り合いが悪い。長女が病院に同行してくれたのはよいが、認知症と診断され、車の運転もできなくなった。介護保険でデイサービスを勧められたので利用したが、便利で若い子が親切にしてくれて、風呂も食事も提供される極楽浄土のようだった。だけど、今は自分のことができるので必要ないと思っている——と訴える。
　独居の寂しさに加え、なぜ三人での在宅生活の継続が困難となったのか、正確に理解できていない。加えて、長女とのコミュニケーション不足もあり、長女が勝手に入所させていると考え、攻撃的な言動に結びついている様子。また、子どもであれば親の面倒を見るのが当然といった考えがあり、そういったことを長女に強要することで、かえって反発を買っている印象。長女により次は自分が施設に入れられるのではないかといった不安もある様子だった。

◆ 担当ケアマネジャーの困りごと
　適切な対応によるBPSD（長女への攻撃的言動）の軽減、適切なサービス利用のアドバイス、家族への支援が、担当ケアマネジャーからの支援依頼。長女は施設入所を希望するが、ケアマネジャーが「検討する段階ではないと思う」と伝えると、「話を聞いてくれない」となってしまうので、対応に困っていた。

◆ 実際に生活上で生じている問題の整理
　本人への初対面では、礼節が保たれており、保続や脱抑制、把握反射、思考の柔軟性低下、こだわりなどの典型的な前頭葉症状は認めない。会話やエピソードから、記銘力や見当識の軽度低下を認め、服薬管理も困難になってきているが、洗濯や掃除などはできており、ADLも自立。担当チーム員との二度目の面会時に「△△病院で会った、○○さんだよね」と話しかけるなど、エピソード記憶は比較的保たれている。また、自転車で1時間かけて妻が入所する施設へ面会に行くなど、地誌的な見当識も保たれており、認知機能の低下はまだらな印象。デイサービスを断る際も、自分の畑で作ったネギを持参し、「申し訳ないが必要ないと思っている」と断りの挨拶に行くなど、前頭側頭型認知症とは異なる印象で、第三者に対する暴言は見られない。施設入所を急いで検討しな

くてはならない状況ではなかった。

◆ 誰が何に困っているのか？

　長女と本人それぞれの訴えは、個別に聴取すると先述の通りだが、お互いの意思疎通が不十分でコミュニケーションが成り立っていない印象。

　本人は、BPSDが問題というより、認知機能が低下してきたことで、状況理解がうまくできなくなるとともに、元来の特徴的なパーソナリティーが前面に出てきて、長女とのコミュニケーションがうまくいかずにイライラしている様子。長女はまじめで根を詰めて考える性格で、短期間での状況変化に対応する余裕がなく、すぐに精神的に疲弊し、ケアマネジャーや施設の相談員、認知症疾患医療センターなど様々なところに訴えて傾聴してもらうことで、精神的な落ち着きを取り戻している印象であった。

実際の対応

　チーム員会議では、前頭側頭型認知症というよりも元来の性格や親子関係などの要素が前面に出ている様子だが、まずは長女と本人の困りごと解決に向けて関係性を築く、長女の負担感軽減に向けた支援、問題となっていることの整理、主治医への情報提供、などが支援方針であることが確認された。

　長女が三人への対応を一挙に引き受けなくてはならなくなったことで精神的に疲弊していたため、まずは、長女の今までの苦労をねぎらうように傾聴した。一方で、徐々に本人の寂しいという気持ちや、本人の認知機能障害や生活機能障害の現状と本人がまだできていることを客観的に伝え、施設入所を検討する段階ではなく、在宅生活が継続できる状態であることの理解を促した。本人の寂しさや長女に対する感謝の気持ちを代弁すると、「年をとって頑固になったと割り切ればいいんですよね。私もつい言ってしまうので」など、父親に対する長女の対応も柔軟になってきた。介入当初、長女から週2〜3回、1時間ほどの相談電話があったが、その頻度は少しずつ減り、施設入所を訴えることもなくなった。

　長女はまた、「独居の父に万一のことがあると困る」とのことで、毎晩、父親に様子確認の電話をしていたが、それが長女にとっては大きな精神的負担になっていた。そこで、遠隔見守り家電の導入などを検討するとともに、介護保険サービスなどの社会資源にある程度任せて、本人と距離を置くことを提案した。本人には、長女に安心してもらい、本人のニーズである在宅生活を継続するために、服薬管理と調理などの家事援助として訪問看護と訪問介護の受け入れを提案したところ、利用に至った。このことで長女

の心理的負担は軽減されたようで、頻回な相談電話は減った。

しかし、今度は長女からの電話が減ったことで本人の寂しさが増強し、ケアマネジャーへ「寂しい」といった内容の電話が毎日かかるようになり、事業所や担当ケアマネジャーの負担が強まった。そのため、社会福祉協議会の高齢者電話訪問の協力も得て、負担の分散を図った。

支援の途中経過では、介護保険サービスの拒否などもあったが、妻の面会や市内の老人福祉センターに自転車で行く、畑仕事をするなどの生活を送ることができており、三人での生活の再開は難しいながらも、現在の生活を継続するために必要なことを再確認することで、継続したサービス利用に至った。最終アセスメントは、DASC-21が37点（1点増悪）、DBD13が24点（1点改善）、J-ZBI_8が25点（2点改善）だった。

 担当チーム員より

長女の精神的負担の軽減を図ると本人が落ち着かなくなるといった相反する状態のため、支援の落としどころとそのバランスが難しいケースでした。元来からの独特なパーソナリティーや家族関係のこじれから生じている様々な問題が、「認知症」という言葉で片づけられていることがあります。この事例の場合は、複数の医師から認知症と告げられており、長女としてはすべての問題を「認知症」として片づけようとしていましたが、認知症は決して本質的な問題ではなく、むしろ認知症以外の問題で、生活や周囲との関係性においてトラブルを生じていました。

問題の所在に照らせば、決して支援が順調に進むケースばかりではありませんが、「認知症」という言葉に惑わされず、ステレオタイプな判断をしないよう十分な注意が必要です。

事例 11 「認知症の母の暴言がひどくて、もう限界です！」

娘の訴えに支援者側が惑わされた 〜母娘関係への対応〜

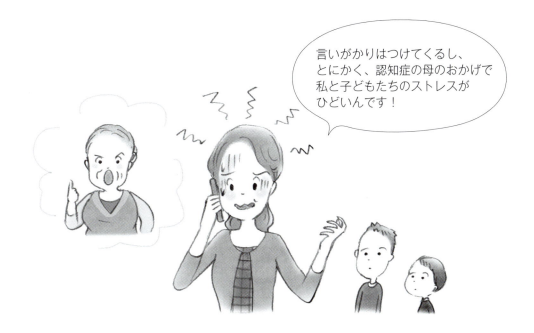

言いがかりはつけてくるし、とにかく、認知症の母のおかげで私と子どもたちのストレスがひどいんです！

症例の概要と経緯

70歳代後半の女性で、夫と娘、孫三人との六人暮らし。自宅で酒屋を営んでいたがすでに閉店し、昔からのつき合いがある得意先に頼まれたときだけ納品する程度の仕事をする。本人は自治会の役員をするなど活動的。夫は時間があると近くの囲碁クラブに通うなど活動的。娘は自宅で華道教室を開催しているが、生徒はわずか。

市が開催した認知症カフェに娘が参加し、保健師に「母親の認知症が心配だ」と訴えたことから支援チームの活動を紹介したところ、娘の強い要望があり支援チームにつながった。

年　齢	70歳代後半	性　別	女性
家族構成など	夫と娘、孫三人との六人暮らし		
診　断	健常（介入当初は認知症の疑い）	重症度	―
初回評価スケール	娘に協力依頼するも、結果的に協力が得られず未実施		

問題の所在	関係がよくない母を認知症と決めつける娘
ポイント	認知症で困ると訴えた人だけでなく、本人や周囲からの情報収集が重要
介　入	［介入期間］約3カ月　［訪問回数］4回
サービス導入	［医療］不要　［介護］不要　［在宅生活］継続
キーフレーズ	娘が「認知症」と決めつけ相談／情報の鵜呑みは危険／認知症カフェ

問題の見極めとアセスメント内容の整理

◆ 娘の訴え

　1年ほど前から母親（本人）が大切な約束を忘れることや同じ話をすることなどが気になり始めたが、頻回ではなかった。しかし、ここ数カ月はかなり怒りっぽく、事実と異なる被害妄想のようなことを言ってくる。言った言わないの喧嘩になることがあるが、最近は前にも増して強い口調で言いがかりをつけられる。おかげで私（娘）と子ども（孫）のストレスがひどく、特に一番下の子はショックで不登校になってしまった――とのことであった。

　認知症だと思うので受診を勧めるが、怒り出すため、かかりつけの先生に相談したものの認知症らしくないと言われ、不満に感じている様子。母親に関する様々な困りごとについて、電話で一方的に長時間、頻回に訴えてくる様子はヒステリックな印象で、親子関係のこじれとその愚痴を言っているようであった。

　娘の訴えを傾聴しつつも、日常生活上で生じている認知機能低下に伴う生活障害は、来客の予定を忘れたことと孫との約束を忘れたことくらいで、それを過剰に指摘したことで喧嘩になっている様子であった。娘からの一方的な訴えからだけは事実がわからないため、本人や夫との接触を希望するも、娘は「母が勘繰ると思う。私が母を認知症に仕立て上げようとしたといって母が逆上すると困るから、さりげなく訪問する程度にしてほしい」とのことで、支援を望んでいる割に、いざ関わるときになると消極的になった。

◆ 地域包括支援センターからの情報

　地域包括支援センターに確認すると、すでに相談を受けており、担当者が1回訪問したが、本人が「何しに来たのですか？」「娘に言われて来たのかもしれないけど、私は困っていないから結構です」と怒っていたため関わりにくく、現状では認知症なのか判

断がつかない。一方で、娘からは「認知症の母が大変だ」との相談が頻回にあり、具体的にどう対応してよいかわからずに困っていたとのことであった。

◆ 本人の気持ち

初回訪問時、地域包括支援センターの担当職員とチーム員の二人で行くと、本人が出てきて玄関先で対応。すでに訪問していた地域包括支援センター職員のことは覚えているが、関わりに対しては変わらず消極的。一方で、本人は娘から頻回に認知症だと言われるので、どこか心の中では認知症を心配している印象も受けた。

本人の対応や生活状況からは明らかな認知機能の低下とそれに起因する生活障害は認めないため、そのことを伝えると、表情が和らぎ、娘のことを語り出した。「どうしようもない娘で、自分のことを棚に上げて人の指摘ばかりする。でも結局は、すべて私が家事をやって孫の面倒も見ている」など、娘に対する愚痴が聞かれた。本人と会話した限りでは、認知機能低下による社会生活への支障はまったく感じられなかったが、同居の夫からの情報が得られなかったために真実はわからなかった。

◆ 実生活上で生じている問題の整理

娘との約束を忘れることは事実としてあるようだが、直近のエピソードや予定なども覚えており、自治会の役員も務めることができている様子。娘が指摘するほどの生活上の問題はない。どちらかというと、母娘の関係性に何らかの問題があるように感じた。

夫へのコンタクトをとるために電話や訪問を複数回試みたが、なかなか夫と会うことができず、夫はあえて二人の間の問題に対して距離を置いているように感じた。

実際の対応

チーム員会議では、本人の認知機能低下とそれに伴う生活障害に関する具体的な情報を収集し、夫からの意見も聴取し、まずは何が問題になっているかをしっかりと整理するべきとの意見と、困りごとを訴える娘の負担感軽減に向けた支援を検討するべきとの意見が出た。

まずは、娘の訴えを傾聴しつつ、事実確認に向けた情報を収集するために、本人の受診や診断につなげるという口実で、娘に日々の困りごとを具体的に記録することやアセスメントの協力を依頼したが、何かと理由をつけてアセスメントには非協力的であった。また、何度か通うことで夫とコンタクトをとり、夫は本人（妻）が認知症だとは感じておらず、生活も自立していることを確認したが、娘からの支援依頼の話題を出す

と、触れられたくないようで話題を変えてしまう。これらのことから、問題は本人ではなく娘であることは予測がついた。娘には、客観的事実とともに本人（母親）が年相応の認知機能状態であることを伝えると、「早く認知症の医療を受けさせる」といった頻回な訴えは聞かれなくなった。

関わりの中で、夫が重い口を開いたことで様々な事実がわかった。娘は自由気ままに生活しており、生活費の支援や家事全般、子ども（本人の孫）の育児も両親に頼っていることが判明した。そのため両親としては娘をよく思っていないが、どうすることもできずに今の生活を続けているとのことであった。本人は、娘に「認知症だ」とあまりに言われるので、チーム員らの初回訪問後に自ら総合病院のもの忘れ外来を受診して「健常」と診断されており、それを娘に伝えたところ、娘が「認知症」というキーワードを出さなくなったとのことであった。

結局は、複雑な親子関係のこじれを娘が「認知症」というキーワードで覆い隠して周囲の支援者を振り回していたことがわかり、口喧嘩がエスカレートして本人が怒る理由や、夫が極力関わらずに距離を置く理由も判明した。

 担当チーム員より

本人を取り巻く周囲の人が、本人の言動に「認知症」というレッテルを貼りつけていることもあります。特に「BPSDが激しくて介護者が疲弊している」「孫もストレスで不登校気味になっている」といったような言葉を聞くと、ステレオタイプに「それは認知症の本人が落ち着かなく、大変な状態ですね」と、周囲の支援者もこの情報に踊らされてしまいがちです。しかし、実際は認知症などなく、日々のトラブルを認知症のよくあるイメージに当てはめて語られていることもあります。もちろん、介護家族からの支援要請は丁寧に聞き取る必要がありますが、訴えをそのまま鵜呑みにするのではなく、その人を取り囲む複数の人から客観的事実を収集し、情報を整理しながら支援方針を決定することが大切です。

3 服薬内容や周囲のおせっかいなど、その他の問題

事例12 「車の鍵をよこせ！」

運転の取りやめに家族が奮闘 〜ドネペジル処方中止で攻撃が落ち着く〜

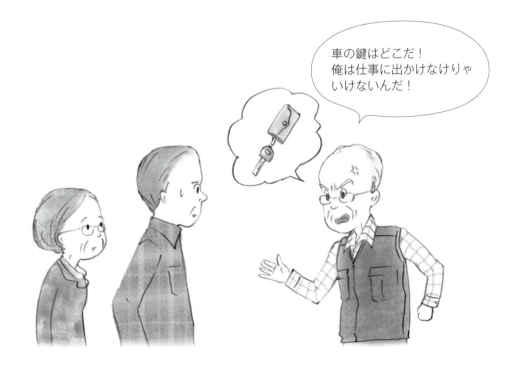

症例の概要と経緯

　80歳代半ばの男性で、妻との二人暮らし。一般企業を定年退職後、地元の役員などを務めながら田畑の管理をするなど、もともと活動的な性格であった。

　約8年前にかかりつけ医で認知症と告げられ、ドネペジルが処方されていたが、日常

生活はほぼ自立し、畑仕事などをしていた。

　半年前から認知機能低下が目立ち、主治医から車の運転を控えるように言われたが、車やトラクターに乗ってしまう。家族が鍵を隠すと怒鳴り、落ち着きなく自宅周囲を歩き回る。同時期に妻が急病により入退院を繰り返している。近隣に住む長男家族と次男が見守りをしているが、本人の落ち着きのなさと攻撃的な言動に妻と長男・次男が疲弊しており、緊急性ありとのことで、支援チームに要請があった。

年　齢	80歳代半ば	性　別	男性
家族構成など	持ち家に妻と二人暮らし　近くに長男・次男家族が在住（協力的）		
診　断	アルツハイマー型認知症	重症度	中等度
初回評価スケール	［DASC-21］46点　［DBD13］24点　［J-ZBI_8］16点		
問題の所在	医療提供側（投薬内容の見直しを主治医に依頼）		
ポイント	易怒性と焦燥感の強いケースは、主治医とドネペジル10mgの中止も検討		
介　入	［介入期間］約4カ月　［訪問回数］3回		
最終評価スケール	［DASC-21］41点　［DBD13］12点　［J-ZBI_8］12点		
サービス導入	［医療］継続（投薬内容の調整依頼）　［介護］希望なし ［在宅生活］継続		
キーフレーズ	ドネペジル中止で易怒・焦燥軽減／介護者が安心するサポート体制／『家庭介護ガイドブック』で将来の見通し／運転をやめてもらう		

問題の見極めとアセスメント内容の整理

◆ なぜ怒りっぽいのか？

【認知機能の側面】

　初回訪問時、短時間で同じような話題の繰り返しや取り繕う場面もあり、近時記憶と日付の見当識の低下を中心とした認知機能障害を認めた。約8年前から認知症と診断されている割に経過は緩やかな印象。比較的病識が保たれており、認知機能の低下は若干まだらな印象も受ける。タバコは60年間で25本/日、以前は大酒飲みだったが現在は1合/日。深部腱反射は軽度亢進しており、構音障害は軽度認めるが、明らかな運動麻痺などは認めず、身体機能には問題なく、転倒歴もない。把握反射や保続、脱抑制のような前頭葉機能障害を疑わせる徴候は認めない。アルツハイマー型認知症＋血管性認知症

の印象であった。

【心理的側面】

上記の通り、行動障害型前頭側頭型認知症に見られるような、前頭前野の機能障害に起因する易怒性や攻撃性、落ち着きのなさは認めなかった。無断で運転してしまうことがあり、医師から運転をやめるように説明をされたときは納得するが、記憶障害もありすぐにそのことを忘れて車を運転したがる。今まで運転には自信があり、孫たちの送迎などが毎日の役割だったが、急に家族に車の鍵を取り上げられたことについて理解できていない。長男がよかれと思って「運転はやめてください」「運転してはダメ」と書いた紙を複数個所に貼られたことや鍵を隠されたことが、本人としては否定ばかりされていると感じて、怒っているように見えた。

【服薬状況】

長男の嫁によると、ここ半年で認知機能低下が目立ったことを主治医に伝えたところ、2カ月ほど前からコリンエステラーゼ阻害薬の一種であるドネペジルが増量（5mg→10mg）になったとのこと。易怒性と落ち着きのなさがここ1〜2カ月で強まっているとのことなので、服薬が易怒性や焦燥感に影響している可能性も大きいと考えられた。

◆ 実際に生活上で生じている問題の整理

身体機能は年齢相応で、ADLも基本的には自立しているが、衣服には汚れが目立つ。元来、家事動作全般は専業主婦の妻に任せきりだったとのことで、妻が調理動作などをできない現状では、長男夫婦が毎日ご飯のおかずを持ってくるが、食べ忘れなどもある。初回評価は、DASC-21が46点、DBD13が24点、J-ZBI_8が16点であった。

◆ 誰が何に困っているのか？―本人と家族が望んでいること―

本人の望みは、今までと同じように田畑の手入れなどをしながら、妻とこの家で穏やかに過ごし続けることであった。これまで地元の役員の仕事などを行ってきたこともあり、「畑に草を生やすとみっともない」「近所に迷惑をかけることになるから」と、周囲に迷惑をかけないためにトラクターや軽トラックに乗る必要性を訴える。特に趣味や娯楽、周囲との交流もなく、畑仕事が唯一の楽しみと役割であり、それを否定されることが本人としてもイライラする原因のようであった。

次男からは、とにかく、交通事故など加害者になる可能性がある車の運転をやめてほしい、怒りっぽくてイライラしている状態を何とかしてほしいといったことが聞かれる。妻の病状について告知を受けた際は泣いてショックを受けていたのに、翌日には妻

が入院していることすら忘れて、「妻が出かけて帰ってこない」「車の鍵が見つからない」と長男らに怒鳴ってくるなどのエピソードがある。そのため長男らとしては、母親（本人の妻）に万一のことがあると本人が独居になってしまうため、見通しがまったくないことへの不安を強く感じている様子であった。

　妻は病状がよくないものの、このような状態では一人にしておけない。予後不良であれば、できるだけ自宅で一緒に過ごしたいが、落ち着きのない状態では体力的にも心理的にも大変との訴えであった。

実際の対応

　まず易怒性の増悪については、ドネペジルの処方量増加のタイミングと合致していることが初回訪問前の時点でわかっていたため、チーム員会議では、チーム医師より「必要があれば家族の判断で減量することも視野に入れたほうがよい」とのアドバイスがあった。そのため、家族には情報として伝えるとともに、支援チームの介入が開始となったことをかかりつけ医へ連絡した。実際に家族がまず半量に減量したところ、徐々に易怒性と落ち着きのなさは軽減してきたとの情報が得られた。そのため、服薬中止も視野に家族が検討したが、薬をやめると忘れっぽさが進んだようだとの話が聞かれた。家族には薬剤の特性を伝え、次回受診時にかかりつけ医へ事情を話すよう伝えるとともに、支援チームからも直近のエピソードやアセスメント結果をまとめて情報提供書としてかかりつけ医に伝えた。経過とともにドネペジルの服薬を中止したことで、「車の鍵がない！」と頻回に怒鳴ったり、次男に電話すること、自宅周囲を落ち着きなく歩き回ることは減ったが、本人としては田畑の管理をすることは自分の役割だと強く認識しているので、思い出したように「トラクターで畑を耕さないと」と言い出すことはある。

　車の運転については、チーム員会議にて、主治医に運転を禁止する旨を書いてもらった用紙を自宅に掲示すること、鍵を勝手に隠したりはせずに本人が納得できる方法や伝え方にすること、自宅内での役割が重要ではないかといった意見が出た。長男らとは、易怒性や落ち着きのなさの背景にあることや、運転をやめさせる方法などを一緒に考えたり、『家庭介護ガイドブック』を使って今後生じる可能性がある症状を伝え、利用できる資源について説明することで、見通しの不透明さからくる不安感の軽減に努めた。

　妻の病状もあまり芳しくなく、家族としては見通しがないことへの不安が強い様子であったため、介護保険の認定申請をして、妻に万一のことがあっても本人がサービス利用できるような体制を整えることとした。結果的に要介護1と認定されたものの、性格的にも通所介護の利用などは不向きであると考えられ、本人としては現状で生活に困っ

ている自覚もなく、妻や長男らの支援がある現状ではヘルパーの利用も拒否的であったため、すぐにサービスの利用には至らなかった。しかし、要介護1と認定されて、有事の際に支援が受けられる体制など先の見通しができたことが、長男らや妻としては安心につながった。

　結果的に、妻の病状は落ち着いており、現時点ではこのまま穏やかな最後の二人の生活をそっと見守りたいとのことで、妻や長男らからは介護サービス利用の希望は聞かれなかった。万一のことがあったら支援の相談をさせてほしいとのことで、支援終了となった。終了時の評価スケールは、DASC-21が41点（5点改善）、DBD13が12点（12点改善）、J-ZBI_8が12点（4点改善）と、比較的大きく改善した。

 ## 担当チーム員より

　すでに医療に結びついているケースでも、処方されている抗認知症薬が誘因でBPSDが悪化している場合もあります。ただ、この問題は、かかりつけ医との信頼関係に影響する事柄でもあるため、支援チームだけの判断で家族へ勝手に助言するのではなく、あくまでもかかりつけ医との連携が必須事項となります。とはいえ、支援チームに依頼がくるケースは極限まで困り果てているケースもあるため、家族と本人が穏やかに過ごせることを最優先事項として、家族に適切な情報を提供することが求められることもあり、チーム医師の助言に応じた柔軟な対応が必要です。

　また、先の見通しが見えないことは、家族にとって大きな不安となります。サービスにつなげようとすることが必ずしもよいことではなく、困ったときに対応してもらえる体制が整うだけで、安心して在宅生活を継続できる場合もあります。『家庭介護ガイドブック』は、家族介護者の認知症の理解促進や、将来の見通しへの理解を通じた不安除去に役立ちます。

 ## チーム医師のコメント「ドネペジルで易怒・過活動」

　ドネペジル（アリセプト®）、ガランタミン（レミニール®）、リバスチグミン（イクセロン®パッチ、リバスタッチ®パッチ）の3剤は、アセチルコリンの分解を抑えて、アセチルコリンを増やす薬剤です。アセチルコリンが増えると、覚醒レベルが上がり、学習機能が高まり、記憶もよくなり、意欲も高まります。よいことばかりのようですが、不適切な介護で不満を膨らませていたり、脳病変によってイライラしている人に使うと、易怒性が亢進し過活動になりやすい傾向があります。もともと元気で介護が大変なケー

スでは、「元気すぎて困る症状」が出やすいのです。これは効きすぎ症状とも捉えられるので、薬剤使用量を半減すると「元気すぎ症状」が落ち着く場合が多いです。半減でも落ち着かない場合は中止して様子を見ます。ドネペジルの半減期は約3日なので、1週間やめてみると、やめた効果がわかります。そこで、判断します。やめたらボーッとしているなど調子が悪ければ、半分の量に戻すのです（それでもボーッとしていれば元の量に）。脳に働く薬剤は、一人ひとりに適量があります。この事例は、ドネペジルを中止しても、DASC-21の点数が終了時に5点改善していました。中止しても短期的には悪化が見られなかったわけです。

事例 13 「ご飯食べさせてちょうだい」

頻回の押しかけに近隣住民が困惑 ～本人の特技を活かしてサービス利用へ～

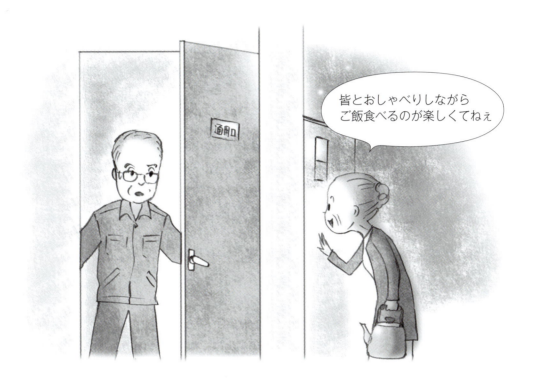

症例の概要と経緯

　80歳代前半の女性で、結婚歴はなく独居。日常生活が徐々に困難となり、妹が週6回泊まり込みで介護している。以前は、自宅で商売をしており、今でも店は当時のまま。手先が器用で、洋裁、編み物、生け花が特技だった。

　約5年前、市内病院の神経内科にてアルツハイマー型認知症と診断され、通院と内服を継続している。介護保険は要介護1の認定で、約4年前に通所サービスを数回利用したが帰宅願望が強く中断し、ヘルパーはもの盗られ妄想が強まり中止になった経緯がある。

　地域包括支援センターに、近くの公民館管理人から、早朝や夜間など時間に関係なく公民館に押しかけてきて困ると相談があり、支援チームに依頼がきた。妹より、最近1カ月間で3回警察に保護され、公民館へ頻回に出かけてしまい困っているとの話があった。

年　齢	80歳代前半	性　別	女性
家族構成など	独身　独居だが妹が泊まり込みで介護し協力的		
診　断	アルツハイマー型認知症	重症度	中等度
初回評価スケール	[DASC-21] 61点　[DBD13] 19点　[J-ZBI_8] 11点		
問題の所在	適切なサービスにつながっていないため		
ポイント	特技や性格を活かして適切なサービスにつなげる		
介　入	[介入期間] 約2カ月　[訪問回数] 3回		
最終評価スケール	[DASC-21] 58点　[DBD13] 22点　[J-ZBI_8] 12点		
サービス導入	[医療] 継続　[介護] 中断→再開（デイサービス） [在宅生活] 継続		
キーフレーズ	無断外出／行方不明／手続き記憶の活用／特技／ドネペジル減量・中止／地域包括支援センターとの協働／GPS装置／趣味／作業活動		

問題の見極めとアセスメント内容の整理

◆ 本人の様子

日中過ごしている店へ訪問すると、笑顔で気持ちよく迎え入れてくれた。明らかな運動機能障害は認めない。本人は店番をしているという認識で、チーム員を客として、店舗の成り立ちや商品の仕入れ先、特長をにこやかに説明しながら商品の購入を薦める。編み物や洋裁、和裁といった昔の特技については嬉しそうに語るが、話は繰り返しで、日付や曜日は返答できない。妹によると、食事をしたことを忘れて直後に空腹を訴えるなど記憶障害が目立ち、更衣や入浴には声かけが必要で、昼寝はせずに動いていることが多いとのことであった。

◆ 地域で起きていること、困っていること

公民館で行われている月1回の高齢者対象の集まりに、2カ月前まで楽しみに通っていたが、開催日以外にも本人が出かけてしまうため、妹が本人に「集まりは中止になった」と伝えた。しかし、時間帯に関係なく、やかんを持って「ご飯を食べさせて」「お風呂に入れて」と公民館を訪ねるため、公民館の管理人が対応に困っており、相談を受けた民生委員からも妹のもとへ連絡があった。本人は若い頃から接客が好きで、今も人の輪に入りおしゃべりすることを求めていると考えられた。

◆ **家族が困っていることとその対応**

　妹が家事を代行しているため、本人から目を離すことがあり、その際に本人が出かけてしまう。また、早朝、妹が寝ているうちにも家を出てしまうため、門に鍵をつけたが、妹が留守中に本人が来客に頼んで壊した。午後になると「実家に帰る」と言って落ち着かなくなり、月に2〜3回行方不明となっている。10kmほど離れた場所で発見されたこともあったが、ほとんどは自宅から1〜2km周辺で保護されている。

　妹は対策として、公民館に迷惑をかけないように、特に配慮すべき曜日はカレンダーに印をつけ、周辺の3カ所の交番に本人の写真を預け、行方不明時の協力要請を依頼するなどの対応をとっていた。週に1回、妹が自宅に戻る日の夜は、本人が一人で過ごすことになるため、近隣住民に協力を依頼している。また、何度も空腹を訴えるため、朝食後、10時におにぎりをあげ、夕食も17時と18時に分けて出すなどの工夫をしている。介護者である妹は、自ら考えられる様々な対策をとっており、負担感や疲労感の訴えはなかったが、近隣住民への迷惑には苦慮しており、専門家による対応策の助言を求めていた。

実際の対応

　初回訪問後、地域包括支援センターと相談し、本人の特技や社交的な性格を活かしながら、本人の居場所づくりを検討するとともに、無断外出や公民館への訪問を減らすことを考えた。また、チーム員会議の場で、チーム医師より、活動的な症状を抑えるために内服薬の調整（ドネペジルの減薬、中止）の提案があり、主治医への情報提供に盛り込んだ。

　2回目の訪問で、作業療法士（チーム員）が毛糸とかぎ針を持参し、一緒にコースターを作成した。本人は自らすいすいと手を進め、あっという間に出来上がった。作業療法士がほめたたえ、ぜひまた教えてほしい頼むと、とても喜び、「こんなこと簡単よ」と快諾。本人の特技を指導してもらう場として、通所系のサービスを検討し、地域包括支援センターから自宅近くの小規模多機能居宅介護を妹に紹介した。その施設は、グループホームも併設となっていて、認知症者への対応スキルも高い。施設へは支援チームによるアセスメント情報を伝え、担当ケアマネジャーも同施設の職員に依頼し、地域包括支援センターから担当が引き継がれ、妹と一緒に見学したことがきっかけになり、週2回のサービス利用開始に至った。

　徘徊を防ぐ方法としては、徘徊探知機[注]のレンタルを提案・検討したが、当時は自宅と店舗の複数個所に設置が必要となることから、見合わせとなった。

主治医への情報提供のあと、ドネペジルが中止となり、日中の過活動が軽減し、編み物をスタッフに教えることに喜んで、通所サービスを週2回利用した。稀に、夕方に帰宅願望を訴えるが、スタッフがドライブに連れ出すなどの対応で落ち着くため、公民館に出かけることも警察へ捜索依頼することもなくなったと妹から報告を受け、ケアマネジャー、地域包括支援センターからも状況を確認した。

　最後に自宅訪問し、妹からは「よいサービスを紹介してもらい安心している」と感謝の言葉が聞かれ、妹自身の余暇への希望も聞かれた。今後は、利用頻度を増やし、月1回は泊まりの利用も予定している。最終アセスメントは、DASC-21が58点（3点改善）、DBD13が22点（3点増悪）、J-ZBI_8が12点（1点増悪）であった。

 ## 担当チーム員より

　記憶障害や見当識障害などの認知機能低下が進行し、頻回な徘徊や予定外の訪問に地域の人たちが対応に困惑していました。介護者である妹は非常に協力的で、対応もうまく、本人の意思を尊重しながら精一杯工夫した介護をしていました。しかし、思うように効果に結びつかず、特に近隣住民からの苦情には苦慮していたケースです。

　このような場合、まずは、本人の生活歴や特技、性格、特性を知り、活かしていくことで、家族があきらめていたサービス利用の道も開けることがあります。認知機能が低下していても、手続き記憶をうまく活かした作業が遂行可能な場合も多いです。この事例では、作業療法士による作業活動の提示と、その作業をサービス利用の切り口として活用できました。

　徘徊や無断外出なども、出ていくことを止めようと考えがちですが、そこだけに向き合ってしまうと、うまく対応できないケースも多いと思われます。ドネペジルの服用中止による過活動の軽減、趣味活動や他者との交流欲求といった本人ニーズの充足など、複合的な視点による支援で、結果的に解決できる場合もあります。また、地域の社会資源の特徴に詳しい地域包括支援センター職員と協働して支援にあたることで、適切な申し送りとサービス利用開始につなげることも大切です。

注）現在、前橋市では、行方不明者捜索のための小型GPS装置のレンタル事業を行っています。そのため、本人が身につけてくれれば、特別な設備の設置もいりません。月額1,000円で利用できますが、家族からの照会に対して位置情報が提供され、その場所に家族が迎えに行くのが基本となります。ハンドバッグに入れたり、腰にぶら下げたり、別途料金で靴底に入れたりもできます。高崎市では、レンタル料無料で、業者が迎えに行ってくれる手厚いサービスが提供されてます。このようなGPS装置を貸与する自治体が徐々に増えることで、行方不明者の減少に役立っています。

事例 14 「できなくなったら皆さんのお世話になりますから」

介護サービス拒否で困っている支援者 〜本人のペースを尊重する〜

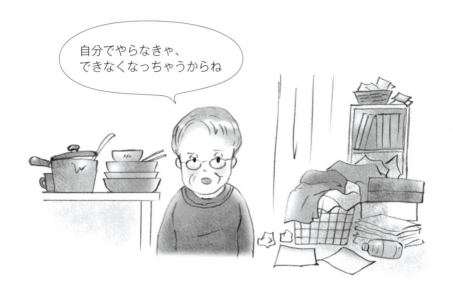

症例の概要と経緯

　80歳代前半の女性で、要介護1。夫との二人暮らしであったが、夫が急逝した。子どもはおらず、近所に姪が暮らしている。定期的な受診をしておらず、既往は不明、内服はしていない。数年前から認知症の症状は出現していたようだが、夫の支援を受けて、夫婦二人の生活をこれまでは何とか送ってきた。ADLは自立、簡単な料理や洗濯は行えるが、片づけはできず、家の中は散らかっている。夫が亡くなり、精神的に混乱。姪への依存が強くなる。独居となったことから、生活支援を目的に週に1回の訪問介護を導入するが、ヘルパーへの抵抗が強い。

　担当のケアマネジャーより、「認知症の治療を進め、生活を整えたい」「支援の方向性を一緒に検討してほしい」と支援チームの介入希望があった。

年　齢	80歳代前半	性　別	女性
家族構成など	持ち家に夫と二人暮らしだったが、夫の急逝により独居となったばかり　近所に姪が住んでいる		
診　断	アルツハイマー型認知症の疑い	重症度	中等度

初回評価スケール	［DASC-21］39点　［DBD13］28点　［J-ZBI_8］21点
問題の所在	支援者（ケアマネジャー、姪、ヘルパー）
ポイント	日常生活支援は、本人の思いも含めて検討し、本人のできること、やりたいことを極力尊重する
介　入	［介入期間］9カ月　［訪問回数］10回
最終評価スケール	［DASC-21］45点　［DBD13］27点　［J-ZBI_8］18点
サービス導入	［医療］新規　［介護］継続　［在宅生活］継続
キーフレーズ	介護拒否／死別後混乱／生活支援／在宅継続のためで納得／ヘルパー固定化／ヘルパーと共同作業

問題の見極めとアセスメント内容の整理

◆ 生活状況を把握する

　初回訪問時、前日に姪がチーム員の訪問を説明していたが、すっかり本人は忘れている。「約束してもいつも覚えていないの。カレンダーに書いておいてもね」と姪。家の中は雑然としており、座る場所を確保するのも難しい状況。書類の束が箪笥の脇から見つかり、未払いの請求書などが出てくる。通帳の管理も難しいようで、数日前に姪と通帳の再発行に銀行に行った。現在、金銭や保険証などの管理は本人の希望により姪が行っている。

　認知機能の低下に比べ、洗濯や料理などの能力は保たれており、洗濯物を干したり、焼き魚など単純な料理を行ったり、近所のスーパーに買い物に行く様子は姪によって確認されている。ADLは自立、毎日愛犬と散歩に出かけている。夫が亡くなった直後ということから測定したGeriatric Depression Scale（GDS）は12点で、うつ状態が疑われた。

◆ 本人の思い

　訪問介護への抵抗が強いことから、ヘルパーに同行訪問し、状況を確認した。本人からは、「そんな毎日来なくてもいいよ」「自分でやらなきゃ、できなくなっちゃう」「できなくなったら皆さんにお願いしますから」というヘルパーへの発言が何回も聞かれる。ヘルパーは、本人の様子をうかがいながら、玄関や廊下の掃除を本人と一緒に進めることが精一杯で、台所や居間、寝室には入らせてもらえない。一方で、姪には「何だか、いろいろとわからなくなっちゃった」と訴え、一人での生活がうまくいかなくなりつつある不安をどこかで感じているのではないかとも思われた。

　早急に日常生活支援の調整を進める必要性を感じていたが、ある日、本人から「あな

たが私の立場だったらどうする？」と尋ねられ、はっとした。ヘルパーに対する発言は、専業主婦としてやってきた自負や、夫を亡くし自分で頑張らなくてはという思い、一人で生活できているという本人なりの認識であり、当然の発言である。本人のペースを尊重することを念頭に置かなくてはと再認識した。

◆ 姪が困っていること

姪は、昼夜を問わず「入れ歯がなくなった」「お金がない」などと感情的に訴えてくる本人への対応に苦慮していた。「もともと疎遠だったから‥‥」と姪は戸惑いながら話す。一連の葬儀の執り行いや書類の手続きなどは姪が行った。「自分たちの生活もあるから、これ以上大変なことになったら、施設に入ってもらうしかないかな」と、すでに本人に対する介護負担を強く感じている。

実際の対応

状況を把握し、本人のペースを考慮した日常生活支援を進めることや、認知症やうつ状態が疑われることから、受診につなげる必要性がチーム員会議で確認された。

認知症疾患医療センターへの受診は、姪が同行してくれた。中等度のアルツハイマー型認知症とうつ状態の診断が出たが、確実に内服できる状況にないことから、副作用の少ない抗うつ薬のみ処方され、認知症治療薬は、内服できる状況が整ってから開始されることとなった。これ以上の介護負担を姪へかけることは難しく、内服確認は、訪問介護を毎日導入し、内服への声かけ、飲む様子の確認をしてもらうことが最も現実的だった。

訪問介護の頻度を増やすことは、「自分のペースで暮らしたい」と言い、ヘルパーを拒む本人の意向に逆行することになるため、本人がどのような反応を示すか心配であった。しかし、この頃には、姪が訪問した際に食事を摂っておらず、「お腹がすいた」と訴える様子が認められ、体重が1カ月で2.5kg減少していた。食事ができていないことが疑われ、訪問介護による生活支援の必要性は服薬以外の点からも高まっていた。

チーム員会議では、本人の"ペース"を崩さないことを約束しつつ、ヘルパーへの認識が変わるような本人への働きかけと、ヘルパーの関わり方についてもヘルパーに助言が必要ではないかとの指摘があった。そこで、本人には、一人暮らしを続けるには、ヘルパーの支援を受けてもらいたいこと、ヘルパーはあなたから仕事を奪う人ではなく、協力してくれる人であることを何度も説明し、同内容を認知症疾患医療センターの医師からも説明してもらった。また、ヘルパーには、ヘルパー主導で介入をする必要はな

く、本人が行う家事をサポートするような関わりをしてもらいたいとケアマネジャーより伝えてもらった。

　ヘルパーへの抵抗は続いたが、担当ヘルパーを固定化して信頼関係を築いたことが功を奏し、本人が「ヘルパーに来てもらってよかった」と発言する日も出てくるようになった。こうして、台所や居間の掃除を本人とヘルパーが一緒にできるようになり、内服管理の環境も整ったことから認知症治療薬の内服も開始された。

　本人は、「自分のペースで暮らしたい」と訴え、ヘルパーに抵抗を示すこともたびたびあった。そのたびに、訪問介護について、自分のペースで暮らすためにヘルパーが来てくれているのだと粘り強く説明した。ヘルパーには、対応方法とそのときの本人の様子を確認し、極力本人のペースに合わせた支援をお願いした。姪より「毎日訪問しなくてよくなったので楽だ」と連絡があり、支援チームによる介入は終了した。最終アセスメントは、DASC-21が45点（6点増悪）、DBD13が27点（1点改善）、J-ZBI_8が18点（3点改善）であった。

 担当チーム員より

　支援者は、対象者が安全に安心して暮らすことができるようにと考えるあまり、自分たちのペースや方法に対象者を合わせようとしがちです。対象者は、認知症を抱え、危ないことがあろうとも、自分の家で気ままに生活したいと望むことが多いです。このバランスをどのように調整することが最善なのか、どこまで立ち入るべきなのかを考えることは、とても難しいものです。

　この事例の場合、本人の意向に背いたようにも思いますが、「ヘルパーの目は毎日入れるが、本人のペースを優先し、何ごとも無理強いしないこと」が落としどころと考えました。こうしたケースでは、現状がベストではないことを念頭に置き、時間をかけて粘り強く対象者と向き合い、よりよい日常生活支援体制を整えることが必要です。

| 事例 15 | 「このままここで暮らしていきたいね」 |

認認介護に戸惑う家族 〜安心して暮らせるために家族の支援を引き出す〜

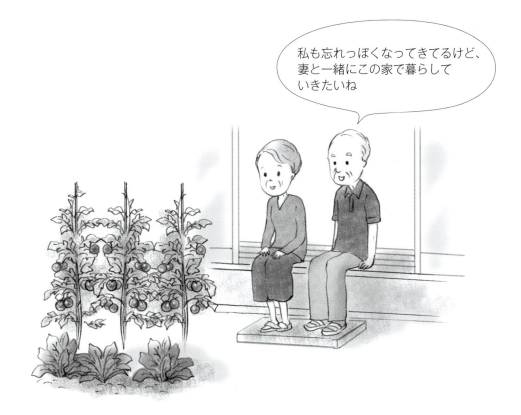

症例の概要と経緯

　70歳代後半の女性で、夫との二人暮らし。専業主婦として、仕事熱心であった夫を支え、一人息子を育て上げた。趣味の書道サークルに参加するなど、社交的な性格。3年ほど前からもの忘れが目立ち、同じ話を繰り返すようになったが、夫に支えられ生活してきた。1年ほど前より、片づけや料理がうまくできなくなり、同市内に暮らす息子の嫁が週に3回訪問し、掃除や料理を行ってきた。

　ここ最近、書道サークルの集まりに出かけると外出したまま自宅に戻れなくなり、自宅から10km先の公園で警察に保護されたことがある。また、夫にも、もの忘れ症状が認められるようになり、心配した嫁が地域包括支援センターに相談し、支援チームにつながった。

年　齢	70歳代後半	性　別	女性
家族構成など	持ち家に夫と二人暮らし　同市内に息子夫婦がおり協力的		
診　断	アルツハイマー型認知症の疑い	重症度	中等度
初回評価スケール	[DASC-21] 44点　[DBD 13] 17点　[J-ZBI_8] 7点		
問題の所在	本人と夫（ともに認知症）　息子夫婦（生活支援体制の調整困難）		
ポイント	支援体制の再構築は、家族と一緒に確認しながら進める		
介　入	[介入期間] 11カ月　[訪問回数] 4回		
最終評価スケール	[DASC-21] 44点　[DBD 13] 20点　[J-ZBI_8] 9点		
サービス導入	[医療] 受診再開　[介護] 新規（デイサービス） [在宅生活] 継続		
キーフレーズ	認認介護／生活支援／大動脈瘤／鑑別診断／定期受診再開／嫁へのねぎらい		

問題の見極めとアセスメント内容の整理

◆ 現状を把握する

　訪問時、本人は頻回に同じ話を繰り返し、約1週間前に警察に保護されたエピソードはすっかり忘れていた。自身で家事を行っているつもりで、鍋を焦がすこともたびたびあった。近時記憶障害、見当識障害、実行機能障害を中心とした認知機能の低下は、進行したものである印象を受けた。一方、介護者の夫は、友人や息子夫婦との約束を忘れることが目立つようになってきており、外出する頻度が徐々に減っている状況にあった。

　本人の既往や受診の有無について、当初、情報はなかった。ADLは自立しており、身体機能に問題は認められなかった。しかし、血圧を測定すると、200/130 mmHgと高値を示し、「大事な物入れ」からお薬手帳とX病院の診察券が出てきた。そこから、半年前までは月に一度受診しており、薬を内服していたことが判明した。夫のもの忘れの出現により、それまでできていた受診が途切れてしまっていた。嫁の通院介助によってX病院への受診が再開となり、本人には未処置の胸部大動脈瘤があることが判明した。

◆ 誰が何に困っているのか？ー本人と家族が望んでいることー

　本人から、要望というかたちで今後の生活に関するコメントは得られなかったが、夫と楽しそうに話をし、二人で取り組んでいる庭の家庭菜園をニコニコしながら眺める姿

から、今後も夫婦二人で住み慣れた自宅で過ごしていきたい思いがあることがうかがえた。本人は、客観的に現在の自己の状況を把握できない様子であった（病識低下）。夫からは、自身も忘れっぽくなってはきているが、このまま二人で生活したいという希望が聞かれた。

　嫁より、「受診していることも、病気があったことも知りませんでした。お義父さんのもの忘れが進めば、二人で生活できなくなりますよね。これからどうしたらいいのでしょうか？」との発言があった。これまで、夫、嫁を中心に、本人が穏やかに生活できるよう尽力してきたが、夫のもの忘れの出現や、本人の認知機能のさらなる低下という状況の変化によって、夫婦二人で今まで通りの生活を営むことが難しい状況を迎えており、息子夫婦は強い衝撃を受け、今後の対応をどうすべきか苦慮していた。

実際の対応

　初回訪問を受けて、まず大切なこととして、定期的な医療の受診と服薬管理の必要性が挙げられた。幸いなことに、本人は受診に抵抗することはなかったので、X病院への受診はすんなりと再開された。X病院の主治医には、支援チームが関わるようになった経緯と受診が途絶えていた状況を文書で通知した。主治医からは、受診に来ないので心配していたとのことで、胸部大動脈瘤があることから急変する可能性もあり、情報を引き続き提供してもらいたいとのコメントが得られた。チーム員会議では、定期的な受診と服薬管理、介護保険サービス導入による生活支援の必要性が確認された。

　息子夫婦と面談時に、両親が二人での暮らしを続けるには、定期的な受診と服薬管理、介護サービスの導入が必要になることを伝えた。それと同時に、今まで家族で上手に対応できていたからこそ、ここまで外部の支援を受けずにやってくることができたのだと、これまでの対応をねぎらった。息子夫婦からは「今後もできる限り自宅で生活をしてもらいたい。そのためにしっかりと環境を整えたい」と、本人・夫の認知症の鑑別診断と介護保険申請の要望が出された。

　認知症疾患医療センターを受診した結果、本人と夫は、ともにアルツハイマー型認知症と診断された。地域包括支援センターの担当者が介護保険の申請を進め、本人・夫ともに要介護1と認定された。外出の機会としてのデイサービスを導入したが、当初は夫婦別の事業所を利用していたことから、お互いに不安がり、利用を強く抵抗されてしまった。チーム員会議で、二人が同じ事業所を利用し、なおかつ好きな作業を選べる所を選択してはどうかとの意見が出されたので、本人が好きな書道や夫婦ともに好きな園芸を活動の選択肢として取り入れているデイサービスを息子の嫁に紹介し、利用を開始

すると徐々になじむようになった。そのほかのサービスとして、息子の嫁から、自分が訪問しない日に外からの目を入れたいとの希望があり、自宅での様子の確認と日常生活援助を目的とした訪問介護を、また、健康状態の確認と服薬管理、急変時の対応を目的とした訪問看護を導入した。

　サービスの利用が安定したことを確認し、担当のケアマネジャーに引き継ぎをして、支援チームの介入は終了した。終了時の最終アセスメントは、DASC-21が44点（変化なし）、DBD13が20点（3点増悪）、J-ZBI_8が9点（2点増悪）であったが、支援体制が整ったことについて息子夫婦より「安心した」との発言があった。

 担当チーム員より

　この事例のように、相談するきっかけとなった事象（自宅に戻れなくなったこと）以上の問題（胸部大動脈瘤があるにもかかわらず受診や内服管理ができていないこと）が、支援チームの訪問によって露呈することはよくあります。高齢者は数多くの疾患を抱えていることが多く、受診や内服に関する長い経過を家族がきちんと把握することはとても難しいので、対象者の疾患管理を含めて、生活を立て直すことは重要です。

　事例の家族は、経過から、本人を支援する力をもっていると判断できましたので、チーム員は、家族とともに本人の状況を確認し、提供した情報の中から家族が今後の方向性やサービスを選択できるように関わりました。その結果、家族が中心になって動くことで、再び本人を支援する力を取り戻すことができたと考えています。このように、家族が判断し、行動できるよう支援することが、対象者の今後の生活を考える上でとても大切です。

事例 16 「この子の面倒は私がちゃんと見てるから大丈夫です」

周囲との関わりを拒否する姉妹 〜若い男性との談笑が関わりの糸口〜

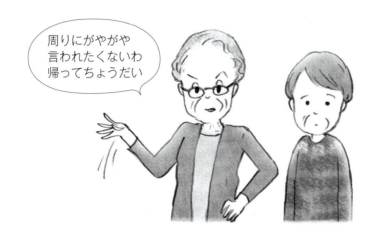

周りにがやがや言われたくないわ帰ってちょうだい

症例の概要と経緯

　ともに80歳代前半の姉と妹の二人暮らし。姉は、大手企業に勤務し、最終的には管理職となり退社。バブル期の蓄えもあり、経済状況に問題はない。妹は定職に就かずに両親と暮らしていたが、両親の死後は姉の一軒家に一緒に住んでいる。裕福な家庭に育ち、資産を相続したため、貯蓄は十分にある。妹は、5年前から妄想をきっかけに精神科受診につながる。2年前からは、別病院で妄想性障害の診断で投薬治療が開始となり、訪問看護を受けながら在宅生活をしていた。

　しかし、半年前から、受診に同行した姉が主治医や精神保健福祉士と喧嘩するようになる（妹の受診に対する拒否や暴言）。ついに3カ月前には、姉が一方的に訪問看護の利用も断り、妹の受診や服薬を中断した。連絡を受けた地域包括支援センターの担当者が訪問したところ、「妹は姉との生活に困惑している様子だが、姉が拒否的で支援が進まない。二人とも認知症が疑われ、医療も途絶えた」とのことで、支援チームに依頼がきた。

年　齢	ともに80歳代前半の姉妹	性　別	女性
家族構成など	姉妹の二人暮らし　同市内にキーパーソンの弟（健常）		

診　断	姉：アルツハイマー型認知症 妹：アルツハイマー型認知症＋妄想性障害	重症度	ともに軽度
初回評価スケール	実施困難なため未実施		
問題の所在	姉による支援拒否		
ポイント	少しずつ信頼関係を構築しながら支援の糸口を探す		
介　入	[介入期間] 約1年半弱（事情により例外的対応） [訪問回数] 14回		
サービス導入	姉：[医療] 時間をかけて新規　[介護] 時間をかけて新規 　　[在宅生活] 継続→最終は介護老人保健施設 妹：[医療] 新規　[介護] 新規（デイケア）、成年後見 　　[在宅生活] 継続→最終は有料老人ホーム		
キーフレーズ	果物の皮むき／相性のよい若い男性スタッフ（チーム員、弁護士、ケアマネジャー）／介護拒否／成年後見／ホームロイヤー／受診同伴／認認介護		

問題の見極めとアセスメント内容の整理

◆ 関わりのきっかけをつかむ

　初回訪問時、妹は拒否がないが、姉は非常に警戒している表情であった。当たり障りのない会話は姉に拒否なく受け入れてもらえたが、妹の受診や介護保険などの話題になると姉は険しい顔つきになる。姉は「私が十分にこの子の面倒を見ているので大丈夫です。周りにがやがやと言われたくないしね」と、周囲の支援については拒否的。すべての生活は問題なく順調と取り繕う一方で、高齢の二人暮らしで、内心は日常生活の中で困りごとや寂しさを感じている印象を受ける。若い男性との会話が好きとのことで、まずは頻回に訪問して信頼関係を構築することを優先するのがよいであろうとのコメントがチーム員会議で出された。家の中にあったお土産の飾りなどを話題に会話のきっかけをつかみ、徐々に姉の仕事での活躍ぶりや幼少期の話題などの話で盛り上がるようになった。

◆ 実際の生活障害を把握していく

　関わりの難しさを感じる中、チーム員会議にて、「関わりのきっかけにお茶菓子を持参して、一緒に食べながら話をしてくるのはどうか？」との提案があった。これを受け、「季節の果物を持参して一緒に食べる」ことや、料理好きの姉に「味噌汁の出汁の

取り方を教えてもらう」作業などがきっかけで、冷蔵庫や台所の確認に至ることができた。その結果、賞味期限切れやカビの生えた食品、焦げた鍋などが発見されるとともに、食事は調理済み食品や菓子パンが中心で、調理も難しいことが把握できた。

また、書類の処理などが難しくなっていることもわかり、書類整理を一緒に行ったところ、除草剪定作業などを名目に50万円を請求された同日に定期貯金が解約されている記録が見つかり、有価証券などの資産管理も困難になっていることが把握できた。生命保険の現況調査書などの対応もできておらず、当初は「自分ですべてやっているから」としていたが、「これ、どうするの？」と姉から質問してくることも出てきた。

しかし、ヘルパーによる生活支援などについては拒否的で、自分が妹の面倒を見ると強く訴えた。姉とキーパーソンの弟はもともと不仲で、弟が妹の様子を見に訪問すると「何しに来た。早く帰れ！」とすごい剣幕で怒鳴り散らすため、弟も関わりにくく、また、近隣住民との交流もごくわずかなため、結果的に周囲から孤立していた。日中は市内循環バスやタクシーで近隣のスーパーマーケットに出かけ、買い物をするのが日課であった。

自分たちの自立した生活が少しずつ難しくなっていることにうすうす気づいているからこそ、周囲の関わりで妹との生活が脅かされる、または、妹を施設に入れられてしまうということを恐れて、関わりを拒否している印象も受ける。姉は人に頼ることは苦手で、すべて自分の力で道を切り開いてきたタイプ。社会的にもある程度の地位に自力で上り詰めて、以前は市議会議員や大手企業の役員などの知人も多かった。そういった姉のプライドを尊重しながらの関わりが必要であると感じられた。

実際の対応

◆ 受診に向けて

姉はバスの乗車や買い物など、ある程度のIADLが実施できており、ごく軽度の認知機能低下が疑われた。一方、妹は記憶障害を中心とした認知機能障害が強く、チーム員が訪問したエピソードなどを忘却している。「隣人宅から傍聴電波が発せられる。隣人の知人は外国からのスパイで監視されている」といった妄想は聞かれるが、それが原因で日常生活に支障を来す状態ではない。妹は受診勧奨に対しては拒否がないため、妹の受診から進めることとした。

妹は、「姉が私に怒ることが多くなって、最近は喧嘩になることが増えた。この家を出て施設で暮らしたい」といった発言の一方で、「姉が一人になると寂しいだろうし、私もここで姉とゆっくり暮らしたい」と相反する発言がある。受診の再開を勧めると妹

は受け入れるが、姉が「余計なお世話」と拒否した。このような状況について、チーム員会議では、姉による受診拒否は虐待とも捉えられ、まずは妹を受診につなげるとともに、妹の権利擁護を進めるべきとの指摘があった。また、妹の施設入所を検討することで、姉の生きがい喪失や姉と支援者の関係悪化が懸念されたが、一つずつ問題解決を進めるべきといった意見や、妹の受診に合わせて姉に受診を勧めるのはどうかとの提案もあった。

以前に妹が受診していた病院は自宅から車で35分と遠く、タクシー代がかさむことも拒否の原因であるとわかった。そこで、車で15分程度の距離にある病院に、チーム員も付き添って三人で受診することを提案すると、姉の拒否はなかった。結果的に妹は受診と投薬に結びついたが、姉は「私は必要ない」とのことで受診には至らなかった。

◆ 妹の介護サービス利用に向けて

妹は介護保険の申請により、要介護1の認定を受けた。姉は妹を家から出すことに拒否的だったが、二人が喧嘩することも多かったため、段階的に二人が離れる時間を設けていく方針となり、妹のデイサービス利用から検討した。担当ケアマネジャーは姉が好みそうな優しい若い男性に依頼し、最初は姉も同行の見学から始めたことで拒否も少なく、妹も楽しめていた。姉が「今日は妹の体調が悪いので休みます」と勝手に拒否してしまうこともあったが、頻回に職員が声かけに訪れることで利用継続できた。

◆ 権利擁護の問題

消費者被害が疑われるとともに、資産管理ができていないことがわかった。多額の資産があることもわかっていたため、地域包括支援センターと弟にも相談し、弁護士の協力を得ながら、妹の成年後見制度の申請と姉のホームロイヤーの利用を視野に入れて準備を進めることとした。弁護士は当たりが柔らかくさわやかな若い男性に事情を説明して依頼し、チーム員と一緒に訪問した。ある程度の社会的地位で仕事をしていた姉は、弁護士の支援についてはさほど拒否なく受け入れに至り、最終的に妹は後見相当と判断され、この弁護士が後見人となった。

◆ 最終的に

経過とともに徐々に二人の認知機能も低下し、エアコンのリモコン操作ができずに真夏の暑い部屋にいる、冷蔵庫の食品管理がさらに困難となり鍋を焦がすことも増える、服薬管理が困難、屋内の清掃や洗濯が滞るなど、二人の生活も限界になってきたが、最後まで訪問介護などは拒否があり導入に至らなかった。支援開始1年半後に、姉が階段

から転落、入院したことをきっかけに、妹は有料老人ホームに入所した。姉は怪我の治療後にいったん介護老人保健施設に入所し、その後はそのまま施設入所の方向となった。

 担当チーム員より

　病前から周囲との関わりを拒絶してきた人や周囲に頼ることが苦手な人の支援には、まず信頼関係の構築が最優先されます。昨今の事情から、訪問の目的や支援の趣旨を明確に事前説明することは重要ですが、認知機能が低下している人にはかえって混乱を招くことにもなりかねません。この事例のように、台所や冷蔵庫の中などを確認するにあたって、調理を教えてもらったり、調理や加工が必要な差し入れを持参するなどの工夫が奏功して、様々な情報が得られることもあります。

　また、自分ですべて判断したいタイプの人には、一度に多量の情報を提示すると拒否的になるため、焦らずにわかりやすい情報を提示しながら、相手に判断をゆだねるような関わりをすることで、拒否が減ることもあります。そして、人間対人間のやり取りになりますので、相手のキャラクターに合わせた人選も大切です。

　権利擁護も時間をかけて説明する必要がありますが、本人の拒否があっても本当は困っている場合もあるため、できるだけ本人が困っているであろうことを支援し、便利だと思ってもらえるような関わりができると受け入れにつながります。

　なお、認知症初期集中支援チームは介護保険の地域支援事業として実施されるため、実施主体である市町村の考え方の影響を受けます。当然、その市町村の人口規模や社会資源、チーム員の構成職種、チームの設置機関などそれぞれに背景が異なりますので、チームのあり方も様々です。しかし、行政側が「チーム員の訪問は3回にしてください」といった画一的な対応にならないことが、非常に大切だと感じています。実際、2回の訪問と電話フォローで終了できるケースもあれば、20回訪問しなければならないケースもあるのです。この事例は、今まで周囲が関わるきっかけを一切つかめずにいたにもかかわらず、何回も懲りずに足を運んだことで、最終的には冷蔵庫の中身も確認できる関係になりました。もちろん、実施要綱が基本ではありますが、「前例がないから、要綱に書いていないから」といった現場離れの判断ではない、当事者の必要性に応じた柔軟な対応が認められてこそ、支援チームは認知機能が低下した人にうまく関われるのです。

| 事例 17 | 「薬がなくなっちゃうんですよ」 |

妄想性障害で周囲を振り回す 〜医療・介護連携で在宅生活継続〜

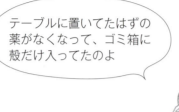
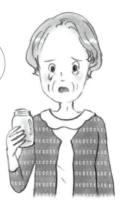

症例の概要と経緯

　80歳代前半の女性で、独居。県外に子どもがいるが、協力が得られにくい。2年前、消化器疾患の治療のために入院した際、せん妄が強く出現しことから、精神科を受診し、妄想性障害と認知症の診断を受けた。1年前、ADLは自立しているものの、一人での生活が不安とのことで介護保険申請を行い、要介護1の認定を受け、現在、週に2回の訪問介護（生活支援）を利用している。金銭管理は日常生活自立支援事業を利用。定期的に開業医（主治医）の診察を受けている。

　半年前より、ヘルパーや社会福祉協議会の職員を対象とした被害妄想が出現し、担当のケアマネジャーや子どもに「お金を盗られる」とたびたび訴える。介入に苦慮したケアマネジャーより、認知症への治療を進めてほしいとのことで、支援チーム介入の希望が出された。

年　齢	80歳代前半	性　別	女性
家族構成など	持ち家に一人暮らし　県外に子どもがいるが協力が得られにくい		
診　断	妄想性障害＋認知症	重症度	軽度
初回評価スケール	[DASC-21] 27点　[DBD13] 31点　[J-ZBI_8] 11点		

問題の所在	本人：妄想によって、日常生活を送る中で苦しさがある ケア提供者：本人の妄想に振り回されて疲弊、主治医との連携が進まない
ポイント	医療・介護間の連携強化が対象者の症状改善にもつながる
介入	［介入期間］6カ月　［訪問回数］5回
最終評価スケール	［DASC-21］25点　［DBD13］28点　［J-ZBI_8］11点
サービス導入	［医療］継続（ケアマネジャーとの連携）　［介護］継続 ［在宅生活］継続
キーフレーズ	非認知症／ケース会議／ケアマネジャー疲弊／あらゆるツールを用いた主治医への情報提供／ケアマネジャーが主治医に遠慮／医療・介護連携／日常生活自立支援事業

問題の見極めとアセスメント内容の整理

◆ ケア提供者側の思い

　初回訪問の前に、ケースについて会議をもちたいと、ケアマネジャー、日常生活自立支援事業担当者、ヘルパー、チーム員で集まった。相談内容は、「これまで1年ほどかけて、日常生活自立支援事業や訪問介護が導入できるようになった。本人の金銭に対する不安が強いので、認知症の治療を進めてほしい」とのことだった。本人は、ヘルパーや日常生活自立支援事業担当者が勝手に口座からお金をおろしてしまうという妄想を抱き、通帳と印鑑を肌身離さず持っている。妄想の対象となった職員、たびたび被害を訴えられるケアマネジャーはとてもつらく感じ、疲弊している。「本人が話をすることに統一性がないので、皆（会議参加者）で情報共有をし、協力してきました。主治医に状況を何度も伝えています。でも、認知症の薬を出してくれないのです。治療をしたら被害妄想が落ち着くのではないですか？　認知症疾患医療センターを紹介してください」とケアマネジャーより話があり、ほかの会議参加者も同調していた。ケア提供者は、協力しながら本人の症状が改善するよう尽力してきたが、限界を感じていた。また、主治医との連携が不十分なことから、意向がわからず、認知症に対する治療が進められていないと思い、不満を抱えていた。

◆ 認知症か、妄想性障害か

　初回訪問時、自宅はそれなりに片づいており、身ぎれいな姿で出迎えてくれた。困っていることを尋ねると、お金が盗られることと、薬を勝手に触られることに困っていると訴えた。本人は、常に腹巻をし、その中に通帳と印鑑を隠す。薬は、簡単に触られな

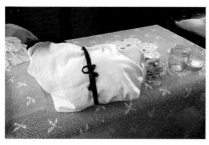
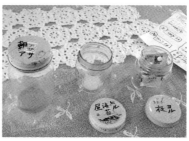

図3-2　内服薬の管理方法
左：盗られないようにと何重にも袋や紐で縛られている。
右：翌日に服用する薬剤を袋から出してこれらの小瓶に分けている。

いようにと薬の入った袋をビニール袋で何重にも包んで保管し、前日の夜に翌日の分を朝・昼・夕に分け、小瓶の蓋をしっかり閉じる（**図3-2**）。消化器疾患の薬3種類、脂質異常症の薬1種類、妄想への治療として抑肝散（一日3回）が処方されていることが判明した。自身の行動について、「おかしいとお思いでしょうけど、こうしないわけにはいかないの」と泣きながら訴える。薬については、「テーブルに置いていたはずの薬がなくなって、ゴミ箱に殻だけ入っていたの」と話した。

　本人の日常生活は妄想に影響を受け、大変な努力のもとで営まれており、つらい思いを抱えていることがわかった。日常生活について話してくれた内容から、記憶障害が認められたが、買い物や料理、薬の管理まで一人で行えていることから、認知症はまだ初期の段階であり、妄想は主に妄想性障害からくるものではないかと考えられた。

実際の対応

　訪問前の会議と初回訪問を受けて、本人の妄想の症状が和らぐよう、治療を進める必要性があった。そのためには、主治医に本人の日常生活の様子を理解してもらえるよう情報提供を行い、主治医の治療方針を把握し、ケア提供者側へフィードバックし、主治医とケア提供者の意向を共有することが重要であった。チーム員会議において、チーム医師より、「抑肝散で症状が落ち着かないのならば、メマンチンや抗精神病薬を検討してもらってはどうか」という意見が出された。情報提供書には、妄想による本人の状況や思いに加えて、チーム医師からの内服に対する意見も記載して、主治医に提出した。その後、主治医より、「状況はよくわかりました。薬がきちんと飲めるのか心配で、抗精神病薬の処方は悩んでいます」とのコメントが得られた。主治医が内服状況を把握するために、2週間ごとに処方していたことも判明した。

ケアマネジャーには「妄想の症状を和らげるための薬は処方されていました。ただ、効果が認められず、新たな薬に切り替える必要がありそうです。先生は、薬がきちんと飲めているのか心配されており、処方を悩まれています。訪問介護時に内服状況を確認できますか？」と主治医の意向を伝え、協力を依頼した。チーム員会議において、本人のできる部分、できない部分がしっかり伝わるよう、日常生活を写真に撮らせてもらってはどうかとの意見が出た。チーム員は、再度本人宅を訪問し、「主治医の先生が心配しているので、きちんと管理できている薬の様子を見せてほしい。先生にも見せたいので、写真に撮らせてほしい」とお願いした。本人は、主治医に気にかけてもらっていることを喜び、了承した。ヘルパーには、訪問時に小瓶の薬が内服できているかを確認してもらい、ケアマネジャーとチーム員で配薬の方法と内容が合っているかを確認した。2週間ほど状況を観察し、正しく内服できていることを確認。主治医のもとへ直接出向き、写真を添えて報告した。その後、主治医と本人の相談により抗精神病薬の処方が開始され、本人の症状は徐々に軽快した。

　ケアマネジャーからは、「もっと自分たちから情報を主治医に提供したらよかったですね」という発言が得られた。また、主治医が熱心に関わっていることを知って、「ご本人のペースでここまでやってきたのだから、のんびり焦らず関わっていこうと思います」と、本人との向き合い方について前向きな発言が認められた。終了時アセスメントは、DASC-21が25点（2点改善）、DBD13が28点（3点改善）、J-ZBI_8が11点（変化なし）であった。

 ## 担当チーム員より

　主治医とのやり取りは敷居が高く、連携が難しいと思うケアマネジャーは多いのではないでしょうか。この事例のように、本人の妄想によって関係者が振り回されてしまえば、主治医のみならず、各職種がバラバラになる恐れがあります。ケア提供者は対象者の生活に関わるため、症状がどのように生活に影響を及ぼしているのか、主治医よりも詳しく知っています。対象者の生活に関わるプロフェッショナルとして、病気の症状が生活にどのような影響を及ぼしているのか、生活を支えるためにケア提供者がどのような工夫をもって関わっているのか、文書、写真、口頭での説明などあらゆるツールを用いて、労を惜しまず主治医とのコミュニケーションを進めるべきです。こうした主治医とのやり取りは気が重く、手間に感じるかもしれませんが、結果的には、対象者の状態改善やよい支援につながっていきます。

チーム医師のコメント「主治医に遠慮は無用」

　認知症の人の生活をよく見ているのは、介護者であったり、ケアマネジャーや介護サービス提供者なので、生活状況をしっかり主治医に伝えることが、適切な処方につながります。認知症になったら自力で内服管理ができないことをわからずに処方する医師が多い中で、この事例の主治医は、内服状況を把握してから処方するというまっとうな医師です。

　医療・介護連携をうまく進めるには、ケアマネジャーが本人の代弁者として、また仲介役として専門性を発揮する必要があります。特に、医師の処方で問題が生じたときに、こっそりやめるのではなく、「○○の副作用で中止している」「効果がないので中止している」などの情報を医師にフィードバックすることが大切です。このようなフィードバックによって医師が学習し、よりよい医療を提供できるようになり、その地域の認知症の人が助かるのです。ケアマネジャーは、「私たちは医師を教育する」という使命感をもって、医師と向き合ってください。

事例 18 「一人が気ままでいいのよ」

施設を1週間で拒否退所 〜地域ケア会議からの地域連携で独居継続〜

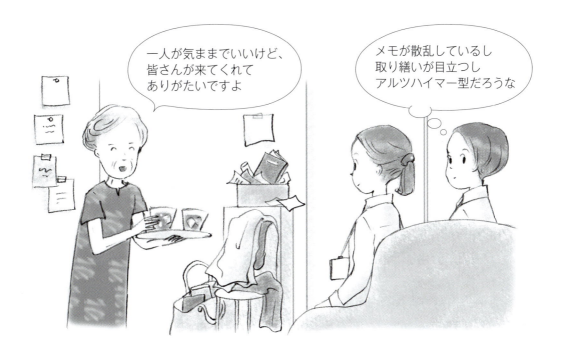

症例の概要と経緯

　80歳代前半の女性で、持ち家に独居。キーパーソンは県外に住む弟。以前、住居がゴミ屋敷化し、本人の納得のもと高齢者住宅に入居したが、帰宅願望が強く1週間で退去。その後はヘルパーを週1回利用しながら自宅にて生活しているが、「以前飼っていた猫を探しに行く」と言って、タクシーや電車にて市外へ出かけてしまうことが頻回にある。日中は留守が多く、本人がどのように活動しているのか、詳細は不明となっていた。

　本人がこのまま地域で暮らし続けるために周囲はどう支援すべきかについて、地域包括支援センター主催の地域ケア会議（個別ケースの検討会議）が開催された。支援チームにも会議への参加要請があり、支援チームが医療につなぐことを期待され介入することになった。

年　　齢	80歳代前半	性　　別	女性
家族構成など	持ち家に独居　県外に弟在住（キーパーソン）		
診　　断	アルツハイマー型認知症	重症度	軽度〜中等度
初回評価スケール	［DASC-21（12項目）］36点　［DBD13（8項目）］27点 ［J-ZBI_8（4項目）］15点　［HDS-R］14点		
問題の所在	本人（見守りの切れ目があり、行動の詳細が不明）		
ポイント	周囲の温かい見守りと協力、連携で、独居継続		
介　　入	［介入期間］約4カ月　［訪問回数］2回		
最終評価スケール	［DASC-21（18項目）］44点　［DBD13（9項目）］30点 ［J-ZBI_8（4項目）］10点		
サービス導入	［医療］受診再開　［介護］継続（訪問介護）　［在宅］継続		
キーフレーズ	地域ケア会議参加要請／在宅生活継続のための多職種協働支援／日常生活自立支援事業／民生委員／役割分担		

問題の見極めとアセスメント内容の整理

◆ 本人の情報―地域ケア会議にて―

　本人には子どもはおらず、県外に住む弟が必要に応じて支援しているが、直接的な援助は難しい。サービス付き高齢者住宅を1週間で退去したあとは、ヘルパーを利用しながら独居生活を続けているが、生活の詳細は不明。ヘルパーは主に屋内の片づけを行っている。食事は購入したものが中心で、スーパーやコンビニの支払いはできているようだが、同じものの購入や古いものの管理が十分ではない。財産管理は、日常生活自立支援事業が導入されており、少額ずつ手渡しているものの、あれば使ってしまう。

　日中は徒歩にて出かけていることが多いようだが、行先は不明で、自宅から数km離れたところを歩いている姿が目撃されていた。また、以前飼っていた猫を探して、電車やタクシーを使い、市外へ出かけてしまうこともしばしばあった。これまで道に迷うことはなかったが、市外に出かけた先で帰れなくなり、自ら付近の店舗に相談するなどしていた。

　家の固定電話は利用できない状態だが、困ったことがあると、公衆電話や老人センターから地域包括支援センターや弟に電話をかけるなどの問題解決行動はとれる。

　地域包括支援センターの担当者は、本人の行動の詳細が不明なことが多く、外出先での体調不良や怪我などのトラブルを懸念していた。本人は古くからその土地に居住しているが、近隣には新しい家も多数あり、また外出していることが多く、近所づき合いも

ないため、地域住民が本人のことを認識して、必要なときに周囲が必要な援助ができるような環境づくりの必要性があった。

◆ 地域ケア会議での決定事項

地域ケア会議では、キーパーソンとなる弟、自治会長、民生委員、サービス事業者、ヘルパー、社会福祉協議会、地域包括支援センター担当者、チーム員が出席。今後の方針として、①食事や水分などの摂取状況の確認をヘルパーが中心となって行う（週3回、掃除＋食事状況の確認＋買い物援助）、②金銭管理は日常生活自立支援事業を継続利用し、食料など生命に直結するものはヘルパーが購入して調理する、③認知症に関しては、地域包括支援センターが住民への啓発や連携の仕組みづくりを担当し、チーム員は本人を受診につなげて主治医に情報提供する、④本人の安否確認は、自治会のパトロールの際、住居付近を通るルートへの変更を検討する、⑤地域住民との顔つなぎのために地域の高齢者向けサロンや食事会などに声かけし、万一本人が困っていたときには速やかに連絡できる関係をつくりつつ、将来的にはデイサービスの導入も検討する、⑥キーパーソンの弟には受診の同行や書類作成時の協力をお願いする、などが決定した。認知症の有無にかかわらず、本人をいかに地域で認識してもらうか、温かく見守っていくかが話し合われた。

◆ 本人の様子－訪問にて－

地域ケア会議後、チーム員が初めて本人宅を訪問したが、拒否なく対応してくれた。屋外の気温が非常に高温だったが、屋内は涼しく管理されており、冷たい飲み物も提供してくれた。身だしなみもおおむね整っており、服装は季節に見合っていた。居室は、ヘルパーによっておおむね片づけられているが、畳にはゴミ屋敷時代に腐った食べ物でできた染みが残存。本人は痩身だが、著明な健康不良はない様子で、身体機能の低下も認めない。

記憶力の低下は著明で、取り繕いがあり、質問に対する具体的な返答は得られない。弟の名前や電話番号などが書かれたメモが多数散乱し、自身の記憶力低下を補おうとする努力が見られた。"以前飼っていた"という猫は現在も一緒に生活していると本人は思って探しに出かけるが、たまに「以前飼っていた猫を男が連れていった」と訴える。

「一人が気ままでいい」と言いながらも、訪問について「皆さんが来てくれてありがたい」と話し、他者の援助は拒否なく受け入れる様子。認知機能検査の自由文には、「私は今幸せです」と記載していた。日常生活自立支援事業により手持ちの現金は最低限に管理されており、日中に家を空けていることが多いこともあってか、訪問販売など

の金銭被害はない様子であった。

実際の対応

　定期的な受診は途絶えていたため、介護認定の更新申請に間に合うように、医療機関の受診を進めることとなった。地域ケア会議の際に、弟が受診に同行できるとのことだったので、地域包括支援センター職員と弟で、前橋市の『まえばし認知症あんしんマップ』で認知症対応医療機関を確認しながら相談し、前回主治医意見書を記入してもらった医療機関を今回も受診することが決定した。チーム員は、自宅訪問にて状況を把握し、得られた情報と訪問時の様子、地域ケア会議での決定事項などをまとめた情報提供書を作成して、受診に間に合うように医療機関に送付した。

　その後、本人と弟が受診し、無事に介護認定が更新され、現在もサービスを継続しながら自宅で生活を続けている。最終アセスメントでは、J-ZBI_8（4項目評価）が初回の15点から10点へと改善した。

担当チーム員より

　この事例は、過去に一時的に施設入所した際は非常に落ち着きがなかったのですが、現在の在宅生活においては顕著なBPSDは認めず、サービスなどの支援も受け入れられていました。多くの場合、認知機能低下により自立した生活が困難になってくると、施設入所が検討されます。しかし、この事例のように、生活支援のサービスをうまく本人に受け入れてもらいながら、周囲の緩やかな支援体制が構築できると、独居を継続できる場合もあります。

　この事例では、①食（生命）に関わること、②金銭・財産管理に関わること、③健康のチェックと介護認定の更新に関わること（医療受診）、④安否確認・見守り、⑤地域とのつながり、について現状を整理・検討して役割分担したことで、多方面からの支援体制が構築されました。本人に対しても「認知症の困った存在」としての対応ではなく、前向きに周囲の温かい見守りがなされることで、より長く穏やかに地域での暮らしが継続できると考えます。

事例 19 「たまに手が出ることはありますけどね」

一人で介護する家族への対応 〜虐待か？ ケガか？ どこまで踏み込むか？〜

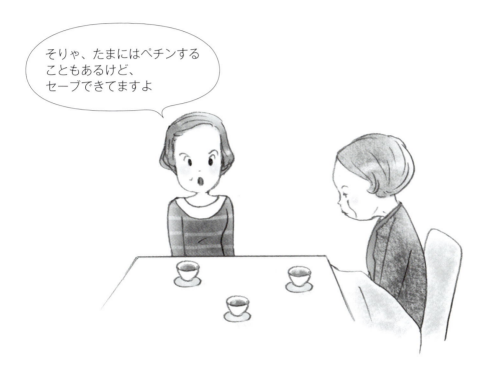

そりゃ、たまにはペチンすることもあるけど、セーブできてますよ

症例の概要と経緯

70歳代後半の女性で、娘と二人暮らし。現在は要支援2だが、区分変更申請中で、サービスはヘルパーとデイサービスを利用中。通院中の病院にて内科疾患のサポートが行われている。ここ数カ月で3回、頭や顔にコブやアザができ、ケアマネジャーより地域包括支援センターに虐待疑いで相談があり、これをきっかけに支援チームも介入することになった。

年　齢	70歳代後半	性　別	女性
家族構成など	娘と二人暮らし　ほかの身内のサポートなし		
診　断	認知症だが詳細は不明	重症度	中等度
初回評価スケール	［DASC-21］45点　［DBD13］5点　［J-ZBI_8］21点		

問題の所在	娘が一人で介護を抱えており、気軽に相談できる相手がいない
ポイント	介護者との関係を構築し、困りごとの核心を聴取できることが重要
介入	［介入期間］約5カ月　［訪問回数］3回
最終評価スケール	［DASC-21］45点　［DBD13］12点　［J-ZBI_8］21点
サービス導入	［医療］継続　［介護］継続（区分変更→回数増） ［在宅生活］継続
キーフレーズ	アザ／虐待疑い／事実確認／一人介護者の孤立／デイサービスでのアザ確認

問題の見極めとアセスメント内容の整理

◆ 本人の様子

　初回訪問時、表情は乏しくコタツにじっと座っているが、話しかけると短文レベルで返答があり、チーム員からの動作の指示にも応じる。同じ質問や話題の繰り返し、取り繕いがあり、明らかな近時記憶障害を認めた。日付や年齢はわからなくなることがあり、見当識の低下も認めた。歩行は緩慢ながらも可能で、屋外は押し車を使用している。日常生活では、直接的な介助は不要だが、自発性の低下が顕著で、すべてにおいて声かけと見守りが必要な状態（アパシー）。家にいるときはほとんどコタツに座ってテレビを見ている。デイサービスやヘルパーによる支援、訪問者への拒否はないが、時々「次女が隣の家に来ている」など妄想様の話を訴えることがあるとのことであった。

◆ 娘の様子

　初回訪問時の娘の様子から、支援チームはあまり歓迎されていない雰囲気だった。娘は数年前から同居、一人で母親の介護を行い、通院にも毎回付き添っている。主治医とは相談しやすい関係で、状況はよく理解されていた。過去には、主治医から認知症疾患医療センターの紹介もされたが、娘としては現時点では何とかなっているので、鑑別診断や抗認知症薬の処方は希望していないとのことで、自分で必要性を判断できるとのことであった。現在も月に数回、他県でフリーの仕事をしており、その際には家を空けるため、介護保険サービスに加え自費でヘルパーを入れていた。遠方に住んでいる妹は、電話での相談にも耳を貸してくれずまったく応援が得られないため、相談できる親族はいない状況とのこと。息抜きは、仕事場で介護の苦労話（愚痴）などを話すこと。また、

近県の施設に入居している親戚の所にも時々通っており、その施設のスタッフにはちょっとした相談ができるとのことであった。

本人は何ごとも一人で完遂することができないため、常に声かけや見守りが必要な状態だが、娘はすべてを一人で担っており、気軽に相談したり手伝いを頼める相手がいなかった。県外での仕事に合わせて介護サービスを調整するため、急な予定変更や自分のための外出は困難な状況で、ストレスは容易に想像できた。

実際の対応

虐待の事実は不明であったため、本人の認知症の進行を理由に、ケアマネジャーから娘に支援チームを紹介してもらい、介入が了承された。初回訪問は、担当ケアマネジャーと地域包括支援センター担当者、チーム員の3名で行き、「虐待の疑い」はあえて告げず、本人の様子確認や家族からの情報の聴取にとどめた。介護負担に関する質問の際に「イライラして、つい手が出てしまうことなどはありますか？」と質問すると、「たまにペチンすることはあるが、セーブできている」などの返答があった。チーム員会議では、単刀直入に虐待の有無を確認したほうがよいのではないかといった意見も出たが、チーム員やケアマネジャーとの今後の信頼関係などを考慮すると、信頼関係も築けていない状態で事実確認することは、現実的には難しい状況であった。

認知症の治療については、「服薬による副作用でかえって大変になることもあると聞いたので、今の状況であれば何とかなるし、服薬は希望しない」との返答。家族は必要なときに気兼ねなく主治医に相談できている様子で、本人に強いBPSDは見られないため、専門医への積極的な受診勧奨は行わなかった。

娘は、電話の着信設定の工夫（着信画面に娘の名前が表示されると自分宛てではないと思って電話に出ないので、本人の名前表示に変更）や、屋内にわかりやすく貼り紙をするなど、本人の状況に合わせてよく対応していたため、訪問時にはチーム員も感心してねぎらいの言葉を多くかけた。また、本人もその場に自然な雰囲気で座っており、娘に対しておびえる様子などもなく、受け答えや娘と関わる様子にも違和感はなかった。コブが生じたのは、明らかに頭部上方からぶつかったような、転倒では説明できない部位。デイサービスのスタッフからは、体幹など普段見えない部分にアザなどができたことはないとのこと（入浴サービスなど利用中に確認）。これらのことから、日常的な虐待はなく、仮に叩いたとしても、突発的であったようだとの判断がなされた。複数の人間が娘と本人に関わることで、見守りの眼が増えて抑止力になるであろうと考え、時々様子をうかがいコンタクトをとることになった。また、主治医には生活状況の報告に

加え、コブが生じた報告と「虐待の疑い」でチームが介入したことを書面で情報提供した。

約3カ月後、再度アザがあり、ケアマネジャーが娘に確認したが、「ぶつけたようだ」とはっきりしなかったとのこと。しかし、以前より本人の表情がよくなっており、要支援2から要介護1となってサービス量を増やすことで娘の対応もよくなっていることから、チームの介入は終了し、モニタリングで対応していくことになった。最終時アセスメントは、DASC-21が45点（変化なし）、DBD13が12点（7点増悪）、J-ZBI_8が21点（変化なし）であった。

 ## 担当チーム員より

　この事例は、「虐待疑い」を伏せての訪問であったため、単刀直入に「コブ」の件には触れにくく、アセスメントシートを用いた聴取から、介護負担感や精神的苦痛などを聞き出しました。介護状況や娘の話から、娘にストレスがたまっていることは容易に想像できましたが、「たまにペチンすることくらいはあるね」と淡々と返答され、長居をしてほしくないという雰囲気を感じたこともあり、経済的な部分も含め、十分に踏み込んだ質問ができなかったケースです。

　たった数回の訪問で、ストレスや困りごとの核心部分について十分に聴取できる関係を構築することは難しいです。あまり歓迎されない雰囲気の中でも、拒否されない程度に短時間・頻回に訪問することで、もう少し深く話し合える関係性がつくれる可能性はあります。この事例では、ケアマネジャーと地域包括支援センター担当者、チーム員のうち、誰がどのタイミングで家族にコブの事実確認をして「虐待疑い」を告げるか、今後も続いた場合の対応法をどうするかなど、関係者でもう少しじっくりと話し合いながら関わってもよかったのではないかと考えています。なお、虐待の疑いが強い場合は、最初から包み隠さず単刀直入に事実確認をし、「このままでは虐待の扱いになる」とはっきりと伝えた上で、介護家族も交えて、再発防止に必要な援助を率直に話し合えるとよいでしょう。

　認知症介護に対する知識が一定水準以上あり、一生懸命に工夫しながら介護に取り組んでいるが、周囲に気軽に相談できる人がいない家族介護者の場合、かえって介護者が思い詰めてしまい、虐待につながることもあります。この事例では、介護家族も困っておらず自分のやり方にそれなりの自信があるため、支援チームとして関わるきっかけが難しかったですが、虐待としっかり向き合う関わりも重要です。

事例 20 「あんたのほうがおかしいから病院に行け！」

夫に言いがかりをつける妻 〜認知症/MCIがもたらす関係性の障害〜

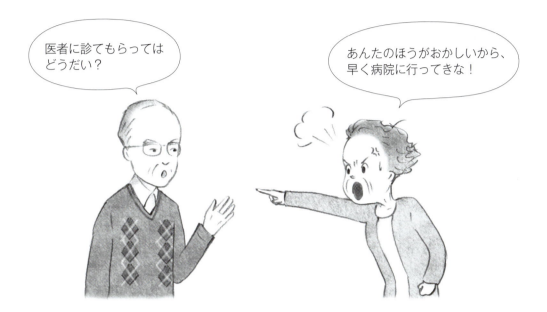

症例の概要と経緯

80歳代前半の妻と70歳代後半の夫の二人暮らしで、他県に息子が一人いる。

妻は自分が物事を忘れるという自覚がなく（病識低下）、「受診を勧めても拒否をするので、どうしたらよいか対応に困っている」との夫からの相談であった。夫がかかりつけの病院で相談したことがきっかけで、支援チームにつながった。

年　齢	80歳代前半	性　別	女性
家族構成など	夫と二人暮らし　他県に息子		
診　断	アルツハイマー型認知症	重症度	軽度
初回評価スケール	[DASC-21] 40点　[DBD13] 36点　[J-ZBI_8] 18点		
問題の所在	本人（病識低下、周囲に強く当たる、元の性格が極端に出る）		
ポイント	言いがかりに真っ向から反応せずに、柔軟な対応を		

介　入	[介入期間] 約5カ月　[訪問回数] 2回＋受診同伴
最終評価スケール	[DASC-21] 42点　[DBD13] 37点　[J-ZBI_8] 23点
サービス導入	[医療] 新規（継続せず）　[介護] 未申請（見守り） [在宅生活] 継続
キーフレーズ	認知症とMCIの夫婦／病識低下／激高／子どもへの情報提供／薬剤の説明書きに「認知症」で服薬拒否／かかりつけ医／メマンチン

年　齢	70歳代後半	性　別	男性
家族構成など	妻と二人暮らし　他県に息子		
診　断	MCI	重症度	－
初回評価スケール	[DASC-21] 22点　[DBD13] 0点　[J-ZBI_8] 0点 [HDS-R] 24点		
問題の所在	生活の中でストレスがたまることが懸念される		
ポイント	不安を感じたときが今後の生活について考える機会　一人で抱え込まずに相談できる相手とつながることが大切		
介　入	[介入期間] 約5カ月　[訪問回数] 2回＋受診同伴		
最終評価スケール	[DASC-21] 23点　[DBD13] 0点　[J-ZBI_8] 0点		
サービス導入	[医療] 新規（診断）　[介護] 不要　[在宅生活] 継続		
キーフレーズ	認知症とMCIの夫婦／診断にショック／前向きな人生設計／ストレスは脳に悪い		

問題の見極めとアセスメント内容の整理

◆ 夫の様子

　夫は、現役で社会的責任の重い仕事を行っており、パソコンで入力した「妻の日々の困った行動」に関するエピソードを印刷して病院に持参するような几帳面さがある。話しぶりは穏やかで、妻への対応は一歩譲っている印象。しかし、夫とチーム員で訪問や受診の日程調整をやり取りする中で、約束の忘却や行き違いが生じることがあり、若干の認知機能低下が疑われた。仕事上でも人の名前が出にくくなるといった自覚やもの忘れの不安もあり、「妻を説得するため」と言いながら、自身のもの忘れ外来への受診にも前向きであった。

◆ 妻の様子

　妻は、身体機能に特に問題はなく、ADLは自立して家事もある程度行えており、屋内も整理整頓されている。庭の花の手入れや近所の友達との外出も行っている。記憶障害から妄想や思い込みがあり、夫がカーペットを勝手に変えたと言い張ったり、電子レンジを壊したと思い込んで新しいものを購入していた。夫に対して言いがかりをつけ、「あんたはおかしいから病院へ行け！」と命令する。もともと感情的な性格で、その激高ぶりに周囲が合わせている状況だった。不眠を理由に近医から睡眠薬を処方されており、朝の起床時間は遅い。もの忘れなどの自覚はまったくなく、息子からの情報と本人の話には乖離がある。訪問した際は、受診時のことやそのほかの出来事などもよく覚えており、多弁で冗談めいたことを言ったり、世間話などをしたりと饒舌だった。

◆ 息子の状況

　息子は、両親のことを気にかけてはいるものの、自分たちの忙しさに加え、母親の気性により、あまり実家には立ち寄らない。父親との折り合いはよく、電話で連絡し合うため、夫婦二人の生活の様子は父親からの情報が主となっている。母親については、以前にも「認知症の兆候を感じる」と地域包括支援センターに相談したが受診につながらなかった経緯があり、今回は受診・治療につながることを期待していた。母親はもともとヒステリー的な面があり、母子の関係は希薄になりがちであった。また、息子に対する生活状況のアセスメント聴取では、父親に対しては寛大に、母親に対しては厳しめに判断する傾向を感じた。

実際の対応

　チーム員会議では、妻の受診は夫の同伴で勧めることや、夫と妻の両者に対する対応法の理解促進、息子に対する情報提供、妻のかかりつけ医との連携などが支援の方向性として提案された。夫婦とのやり取りの中で、妻が夫に「あんたがおかしいから病院に行け」と言ったことがきっかけで、夫が「では、一緒に受診してくれ」と伝えて、二人が同時にもの忘れ外来を受診することになった。チーム員が息子に連絡をとって同行を依頼し、息子も初回受診に同席した。

　夫はMCIと診断され、心疾患があるため経過観察となった。夫自身は結果にショックを受けたようだが、症状の進行を予防するためとして、自宅で漢字検定を勉強したり妻と一緒にカラオケに通うなど、新しいことにチャレンジするきっかけとなった。のちに、自宅仕事場の机上に置き忘れた「妻の困った行動」の記録紙を妻が見つけて喧嘩に

なったり、車を塀にぶつけるなどの報告もあり、夫についても今後は見守っていく必要性を感じた。また仕事に関しては、今のところ大きなミスはないとのことだったが、今後の方向性を考えるきっかけとなった。

妻は、受診時のMRI撮影は身体の調子がよくないなどの理由から拒否し、認知機能検査も非実施だった。あくまでも夫の引率のつもりでいたようだが、不眠の訴えに対する薬剤調整とアルツハイマー型認知症の診断がなされた。服薬も順調で本人も喜んでいたが、再診時のメマンチン追加処方の際に渡された薬剤情報に「認知症」と書かれているのを見つけ、「私は認知症ではないのに薬が出ている」と、その後の服薬と通院は拒否となった。しかし、睡眠薬を処方してもらうために時々近医を受診していることから、その近医に対して、生活の様子や今回の受診までの経緯、診察結果などは情報提供ができた。妻と連絡をとってみたところ、夫がMCIと診断されたことで、今まで激高していたような事柄に対しても「（夫は）病気なんだから」と自分に言い聞かせ、平静を保つ努力をしておおらかに接することができるようになったと話し、息子には心配をかけないように、夫の"困ったこと"は息子には話さないと、子どもを気遣う発言が聞かれた。

また、訪問の際に、「ご夫婦で読んでください」と認知症の説明と対応が書かれた『家庭介護ガイドブック』を渡した。妻は夫の認知症から様々なことが起こっていると認識しているが、そこはあえて否定せず曖昧にしたまま、夫婦二人が平穏に過ごせることを最優先に対応することにした。そして、「ストレスは脳に悪い」と伝え、お互いにストレスを与えない生活を勧めた。

妻は友人からの情報で介護保険のことは知っており、相談先として地域包括支援センターの連絡先も伝えた。妻に対する認知症治療の継続はかなわなかったが、医療受診の結果を妻のかかりつけ医に報告し、夫婦二人に関して担当の地域包括支援センターに引き継ぎを行った。今後は地域包括支援センターにて見守りを継続してもらうことになったが、支援チームの介入により、必要なタイミングで介護認定とサービス導入を行うための下地を整備できたと考える。

 担当チーム員より

　夫婦それぞれが少しずつ年を重ねる中で、離れて暮らす子どもが生活状況を把握するのは難しいことが多いです。特に今までの親子関係などが影響していると、情報にバイアスがかかり、適切に状況をつかめていないこともあります。子ども側も、あらかじめ認知症に関する知識や適切な対応法を習得しておくことで、早い時期から認知機能の低下に気づき、家族間の関係性の悪化を防ぐことができるようになります。

親の認知症に対して子どもは早期の鑑別診断と投薬治療を強く望む傾向を感じますが、根治薬が存在しない現在では、認知症医療で対応できることにも限界があります。また、本人が受診を納得していないと、継続的な受診や服薬につながらないため、たとえ受診につなげられても継続性の問題が出てきます。その点、認知症以外の疾患で今まで通っていたかかりつけ医に対しては本人が信頼していることも多いため、かかりつけ医も巻き込んだ支援体制を考えることが重要です。

　また、独特なパーソナリティーが背景にある場合、認知機能の低下でそれがより浮き立つこともあります。特に夫婦二人とも認知機能が低下すると、夫婦喧嘩などにもつながり、お互いに悪影響を及ぼしてBPSDが悪化する場合もありますが、逆に、事実とは異なっていても認知機能が低下したお互いの間では会話が成り立っており、それで穏やかに生活できるのであれば、周囲があえて事実に照らして間違いを修正しなくてもよい場合もあります。基本的には、お互いに穏やかな生活を望んでいるのであれば、「それを実現するためには何が必要なのか」といった視点を常にもつことが重要となります。

チーム医師のコメント「薬の説明が大切」

　この事例(妻)は、もの忘れ外来を受診時に「付き添いで来た」という自覚しかなく、不眠によく効く薬ということで抑肝散が開始されましたが、さらにメマンチン(メマリー®)が追加されたところで本人が認知症の薬と気づき、中断となってしまいました。メマンチンは激高に有効なことが多いので、継続できればもう少し穏やかに生活できるようになった可能性があります。しかし、内服しなくても夫の上手な対応で生活できており、結果的には内服しなくてよかったのかもしれないと思います。

　本来であれば、もの忘れ外来の医師がきちんと正面から向き合って、「これ(メマンチン)は認知症に使う薬ですが、もの忘れが進まないようにこの薬を継続して内服するといいですよ。あなたのことが心配なので、この薬を少量(5mg)続けてください。認知症で使うよりは少ない量です」と話して、了解を得るべきだったかと思います(増量は時間をかけて行えばよい)。インフォームドコンセントが基本ですが、激高したり病識を欠くような例では、本人にどこまで話すか、難題です。まずは信頼関係を築くことからですね。

IV

チーム員会議の討議方法

　チーム員会議は、多職種で和気あいあいと、楽しい雰囲気で活発に意見を出し合うことが大切です。困りごとはいろいろ、そして解決法もいろいろ。人によってうまくいったり、いかなかったり。だからこそ、多様な意見が必須です。地域包括支援センターに支援チームを設置して、チーム員もすべてセンターのスタッフでは、地域包括支援センターの本来業務と変わりません。外の血（智）、できれば地域包括支援センターに揃っている以外の職種を入れて、斬新な発想を歓迎する雰囲気が大切です。何を言っても受け入れてくれる寛容なチーム医師も大切ですね。とにかく楽しくやりましょう。それが、継続への力になります。チーム員が元気でないと、訪問支援はできません。チーム員が「すごいね」「頑張っているね」とほめられることも大切です。

1 チーム員会議で議論すべきこと

　チーム員会議は、構成メンバーである、医師を含むチーム員全員と地域包括支援センターの担当者、市町村の担当職員などが一堂に会して行います（ネット会議システムなどを活用しているところもあるかもしれませんが）。チーム員会議の中心は、事例を訪問してアセスメントしてきたチーム員（担当者）の報告をベースに、参加している全員で支援方法などを議論することです。

　一般的に支援のターゲットとなる項目を表4-1に分類してみました。それぞれのケースによって問題点が異なるので、それに合わせて重点項目に時間をかけて議論しますが、この表を参考にすれば、大切な点をもれなくチェックできるでしょう。

　初回訪問の報告を例にして、チーム員会議の流れを示します。第一段階は、訪問者がアセスメント結果をかいつまんで報告します。そして、質疑を通して、①本人が認知症かどうか、認知症ならどんなタイプが疑われるか、認知症でなければ精神疾患かといった病態について、そして、本人の抱える問題と本人のニーズ・希望など、②介護家族の状況・問題、介護者のニーズや希望など、③ご近所、民生委員、地域包括支援センター、担当ケアマネジャーなど周囲の支援者の状況・問題・ニーズなど、があぶり出されます。この状況の把握（情報の共有）が第一段階です。こうして状況を把握したあと、第二段階では、支援チームとして、誰のどの問題に関わるべきかが議論されます。こうして介入すべき点が明らかになったら、次の第三段階では、その問題をどう解決していくかという議論になります。全員がそれぞれのアイデアを出しながら議論を進める中で、「やってみたらうまくいくかもしれない」アイデアがいくつか出てきます。それで議論は終了。次は実践です。担当チーム員が次の訪問でこれらを実践して、その結果をチーム員会議で報告します。それをもとにまた対応法を議論して、よりよい方法を模索します。こうして、議論を繰り返しながら、問題解決に向かいます。

　このとき大切なことは、医療・介護の常識にとらわれず、自分が事例の当事者（本人

表4-1　チーム員会議で討議する代表的な項目

対象	分類	項目
本人	医療機関への受診	認知症かどうかと病型、受診の必要性、本人の希望、家族の希望、すでに内服している薬剤
	生活支援	調理、買い物、金銭管理、排泄、入浴などの支援方法、ホームヘルパー受け入れ
	介護保険サービス利用	望まれるサービス、本人の希望、介護者の希望
	権利擁護	成年後見制度、日常生活自立支援事業、虐待防止・対策、ホームロイヤー
	安全	火の不始末、外出（迷子）、民生委員、ご近所
介護者	介護負担低減	介護指導・教育、レスパイトケア、親戚、認知症カフェなどの社会資源、ご近所
	BPSD対応	介護者を標的とした妄想・暴言・暴力、目を離せない無断外出など
主治医	適切な医療や鑑別診断	処方の検討、鑑別診断受診のための紹介状依頼、終了報告書の内容
ケアマネジャー	適切な連携・引き継ぎ	状況把握、ケアマネジャーの困難、終了報告書の内容
地域包括支援センター	適切な連携・引き継ぎ	連携、地域包括支援センターの困難、終了報告書の内容

だったり介護者だったり）だったらどうしてほしいかという視点で考えたり、不謹慎でもいろいろな可能性のある対応方法をなるべくたくさん提案してみることです。例えば、介護をしている嫁の負担が大きく大変だという話題だったら、「嫁が介護を投げ出してしまうのもいいのでは？"嫁だから介護"というのは日本的なよくない習慣だ」と大胆な提案をします。そうすると、「そんなことをしたら本人の食事が困るだろう」「介護者の性格からそれは受け入れないだろう」などの意見が出ます。こうして、いろいろな可能性を議論することで、問題の解決に近づくことができると思います。ブレインストーミングの手法です。とんでもない考えでも構わないから発言する。なるべくたくさんの意見を出す。その中から解決策を探して実践してみる。うまくいかなければ次の案を考える。こうしてたくさん議論することが、チーム員会議の役割だと考えます。そのためにも多職種が集まる必要があります（**図4-1**）。職種によって提案する対応法が異なるからです。

　そして、このような議論から、チーム員の思考が広がり、いろいろな対応術が身につくようにスキルアップしていくと思います。最終的には、「ドラえもんの四次元ポケッ

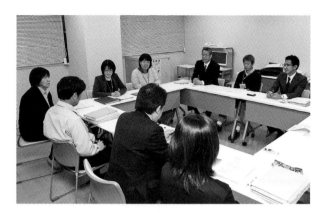

図4-1 チーム員会議の様子
行政側の担当者も含め、多職種が集まって議論する。

ト」のように、必要な対応法がホイホイと出てきて、どんなケースにもうまく対応できるようにチーム員がスキルアップし、チーム員会議は「こうしたらうまくいった」という自慢話の報告でOKとなることが理想です。

認知症初期集中支援の実施における「専門医を含めたチーム員会議の開催」

> 初回訪問後、訪問支援対象者毎に、観察・評価内容を総合的に確認し、支援方針、支援内容、支援頻度等を検討するため、専門医も含めたチーム員会議を行う。必要に応じて、訪問支援対象者のかかりつけ医、介護支援専門員、市町村関係課職員等の参加も依頼する。

（実施要綱[1]より）

[サイドメモ] 和やかに討議する秘訣

前橋市のチーム員会議には定番の煎餅があります。さらに、チョコレートなどの甘いお菓子も毎回の必需品。チーム員があちこちに出張すると、そのお土産も出てきます。そう、甘いものが和やかな討議の秘訣です。甘いものは脳内でドパミンの放出を促し、喜びとやる気が生まれます。

もっと効果があるのが、ほめ合い。チーム員同士、「頑張ってるね」「すごいね」と、ほめ合う、認め合うことで、ドパミンが多量に出ます。これでチーム員のやる気アップは必定です。

2 チーム員会議の運営方法

チーム員会議の具体的な運営方法を解説します。

2-1 頻度や構成メンバーなど

　チーム員会議の開催方法は、市町村によって様々だと思います。なるべく早期に方針決定して早期に介入するには、毎週の開催が理想と思います。実際、前橋市では、導入の初年度は週1回の開催でした。2013年度のモデル事業実施14市町村でも、平均週1回の開催でした。しかし、1年経過してチーム員が慣れると、緊急ケースではチーム員会議を待たずして適切な対応がとれるようにスキルアップしたので、2年目からは隔週の開催としました。毎週はチーム員への負担が大きいです。情報通信技術（Information and Communication Technology：ICT）も進歩しているので、タブレット端末をチーム員が持ち歩いてリアルタイムで情報交換できれば、チーム員会議の頻度は減らせると思います。チーム員やチーム医師の負担を考慮して月に一度の市町村も多いと思いますが、その場合は、チーム員会議以外でもチーム医師と連絡できる体制をつくっておくことが望ましいと思います。会議の日程は、約3カ月先まで決めるようにして、チーム医師のスケジュールを確保します。

　前橋市では、チームリーダー（窓口になったり、配付資料を作ったり、報告書を作ったりという取りまとめ役）がいて、新規申し込みがあると、リーダーが主担当者を割り振ります。この主担当者が、チーム員会議での事例についてのアセスメント報告の主役となり、主治医／かかりつけ医との連絡役となり、最終的な報告書の執筆役となります。

　また前橋市では、チーム員とチーム医師に加えて、市の介護高齢課地域支援係（地域包括支援センターを管轄する部署）の担当者複数名が毎回参加しますが、これが極めて

有効に機能しています。委託元である前橋市の担当者が毎回参加することで、事業がスムーズに実施できています。チーム員会議に参加していれば、支援の実態を行政側が把握でき、実施要綱通りではうまくいかない事例が多いことも理解できるので、「要綱通りに実施してください」というようなことを行政側が言わないです。また、虐待ケースや生活保護ケース、徘徊で警察に保護されたケースなど、行政側の担当者が加わっていることで、連携がスムーズに運ぶことを何度も経験しています。

このように市の担当者が参加しているので、事例の検討終了後に、この事業を今後どう進めるかといった議論などを毎回行えます。市町村の担当者は、「事業を委託したから、丸投げで楽だ」という態度ではいけません。チーム員会議に参加して、その事業の実施状況を把握してこそ、適切な事業運営が可能です。

多くの市町村では、地域包括支援センターの職員が認知症地域支援推進員（23ページを参照）を兼任し、さらに支援チーム員も兼任しています。連携が広がる利点はありますが、地域包括支援センター・認知症地域支援推進員・支援チームの業務に境がなくなって多忙になりますので、マンパワーの強化が必要です。

2-2　資料の作り方

パッと見てわかることが大切です。前橋市では**表4-2**に示すように、依頼を受けた事例を表形式の「一括管理シート」で提示しています。全ケースについて一覧表として記入し、モニタリングを含め、支援チームが現在関わっている対象者について、ひと目で状況がわかるように工夫されているものです。

この「一括管理シート」は、①新規訪問／要検討ケース、②継続中ケース、③終了ケース、に分かれています。これらはプライバシー保護の観点からID番号で管理され、そのほか、担当の地域包括支援センター（担当者）、初回訪問日、チーム内の担当者、ケースの背景、問題点、支援目標、介入時のアセスメント結果（DASC-21・DBD13・

表4-2　チーム員会議に使われる一括管理シートの項目

管理用ID	包括担当／主治医	①受付日 ②初回訪問 ③終了日	チーム担当者	背景	問題点	支援目標	アセスメント結果／前回からの進捗
16001	包括中央 （　）	①月日 ②月日 ③月日					
16002	包括西部 （　）	①月日 ②月日 ③月日					

J-ZBI_8など)、介入の基本方針、前回からの進捗などについて記載されています。

「一括管理シート」の資料作成にあたっては、各担当チーム員からチームリーダーへ進捗状況をデータファイルで送り、チームリーダーが集約した情報を一覧にして、会議の際に配布というかたちをとっています。〈新規訪問ケース〉は、初回訪問終了時はしっかりと討論します。〈継続中ケース〉の経過は、再訪問の様子やその後の変化が生じたときに簡潔に報告して、必要があれば議論します。一覧表には、新規訪問時の［支援目標］と［アセスメント結果］に替えて、前回からの進捗が太字で示されます（前回までの経過を含む）。初回訪問、2回目訪問と情報が追加されて、だんだん記載量が増加していきます。〈終了ケース〉については、モニタリング（終了後フォローアップ）を報告します。一覧表では、新規訪問時の［背景］〜［アセスメント結果］の項目に替えて、訪問支援終了時のサマリー、終了後モニタリングの日付（1〜3回目）、終了後の追加情報、モニタリング時の状況などが示されます。終了時にはサマリーとして情報提供を行うので、そのサマリーをこの一覧表に入れます。フォローアップ中に問題が発生して、再度支援チームが関わる事例も稀にあります。

新規訪問ケースでは、「認知症初期集中支援依頼票」（巻末資料①）や「主治医コメント票」（巻末資料⑤）も配布されます。

2-3　チーム員会議の進め方

前橋市では、一回のチーム員会議を90分から120分で終えます。2013年度のモデル事業実施14市町村では、チーム員会議の時間は平均89分で、1事例あたり20分の検討という実績でした。

順序としては、①初回訪問アセスメント終了事例の検討（1事例につき15〜30分）、②新規事例の紹介と若干の議論、③継続事例の検討を60分以内に終了することを目指しています。そして、④事業全体の問題点の検討、今後の進め方などの議論を含めて2時間以内に終了というように進めます。

市町村によって進め方はまちまちだと思います。事例を依頼した地域包括支援センターの担当者がチーム員会議に加わる場合は、上記①が中心になると思います。

上記①では、訪問チーム員によるアセスメント結果の報告に続いて、認知症かどうか、重症度、誰にどんなニーズや困りごとがあり、どんな生活支援が必要か、どんな医療が必要か、どんな介護サービスが必要かなどを議論します。もちろん、初回訪問で追い返され、次はどうやったら家の中に入れてもらえるかといった議論をすることもあります。

2-4 医師の役割

1）病型や重症度の判断

　チーム医師は、事例が認知症かどうかという判断を行います。前橋市の実績でも8割程度は認知症でしたが、パーソナリティー障害やアルコール性精神障害などの依頼もありますので、それらの鑑別も必要です。また、せん妄で悪化しているBPSDなのか、単純なBPSDなのかの見極めも大切です。健常・MCI・認知症の判別には、生活機能を評価するDASC-21の得点が有用です。

　認知症であれば、アルツハイマー型認知症、レビー小体型認知症、前頭側頭型認知症、血管性認知症といった病型の判別も必要です。それによって適切な薬剤やケアが異なるからです。病型の判別に役立つチェックリストである認知症病型分類質問票43項目版（Dementia Differentiation Questionnaire-43 items version：DDQ43；巻末資料⑧；山口晴保研究室ホームページからダウンロード可能）[2]を活用しましょう。主要な認知症病型の症状が羅列してあります。これを家族介護者にチェックしてもらうと（または訪問時にチーム員が聞き取りでチェック）、認知症のどのタイプかがひと目で見当がつきます。チーム員が訪問してアセスメントするときも、このチェックリストで症状をもれなく得ることができます。そして、チェックされた項目をより深く尋ねることも可能です。

　チーム医師は、"認知症"と十把ひとからげに判定するのではなく、認知症病型をX軸、重症度をY軸、発症年齢をZ軸と、少なくとも三次元で事例を捉え、病型・重症度・発症年齢に応じた適切なアドバイスをチーム員に対して行います。これが医師の役目です。画像の情報があるわけではありません。経過とDASC-21などのアセスメント結果から、この判定をするのです。でも、チーム員がスキルアップすると、この視点で初回アセスメントをしてきてくれるので、チーム員会議のプレゼンテーションでチーム員が病型や重症度まで示してくれます。

2）薬剤のチェック

　もう一つのチーム医師の重要な役割が、処方されている薬剤のチェックです。①せん妄を引き起こしやすい抗コリン作用をもつ薬剤（過活動膀胱治療薬、胃酸分泌を抑えるH_2阻害薬や、掻痒に対する抗ヒスタミン剤など）、②ベンゾジアゼピン系抗不安薬など認知機能を低下させる薬剤、③ドネペジルなどアセチルコリンを増やして易怒性を生じさせる可能性のある薬剤、④クエチアピン、リスペリドンなど認知機能や運動機能を低

表4-3 注意すべき処方薬

分類	薬剤	副作用
過活動膀胱治療薬	ソリフェナシン（ベシケア®）など	抗コリン作用によるせん妄や認知機能低下
胃薬（H_2阻害薬）	ファモチジン（ガスター®）など	
かゆみ止め（抗ヒスタミン薬）	ジフェンヒドラミン（レスタミン®）など	
アルツハイマー型認知症治療薬	ドネペジル（アリセプト®）、ガランタミン（レミニール®）、リバスチグミン（イクセロン®パッチ、リバスタッチ®パッチ）	アセチルコリンの増加による過活動や易怒性、食欲不振、嘔気
	メマンチン（メマリー®）	過鎮静、めまい・転倒
抗精神病薬（ドパミンD_2阻害薬）	クエチアピン（セロクエル®）、リスペリドン（リスパダール®）、チアプリド（グラマリール®）など	過鎮静、眠気、転倒、パーキンソニズム、誤嚥
抗不安薬	エチゾラム（デパス®）など	認知機能低下、転倒

下させる抗精神病薬、をチェックします（**表4-3**）。BPSD例では、薬剤を中止・変更するだけで改善するケースが多いからです。具体的には、ドネペジルを減量・中止で興奮性BPSDが改善するケースが多いです。

　こんなことを書くと、支援チームが主治医の処方にどこまで介入できるかという問題が出てきます。ですから最も無難な方法は、主治医への情報提供書の中で薬剤の変更・調整を依頼することです。しかし、家族介護者が興奮性BPSDで苦しんでいる場合は、「（半減期が3日の）ドネペジルを1週間中止してみると、怒りっぽいのがよくなる可能性があります。ご家族の判断で1週間中止して、様子を見ませんか？」と家族に伝えます。中断が有効なら、主治医に伝えて、投与量を半分に減らしてもらうか投与を中止してもらいます。中止したら認知機能が低下して混乱が増すこともあります。その場合は再開します。あくまでも、試してみてうまくいけばよいというスタンスです。

　エビデンスに基づいた医療には限界があります。詳しくは「［サイドメモ］アルツハイマー型認知症治療薬の限界と医師の処方裁量権」をお読みください。認知症への薬剤処方の詳細については、山口晴保・著『紙とペンでできる認知症診療術－笑顔の生活を支えよう－』（協同医書出版社、2016年）を参照願います。

　また、認知症があると、多剤の内服管理が困難になっています。主治医／かかりつけ医に対して、現状の内服状況を報告し、内服管理ができていない場合は、なるべく、①薬剤数を減らす、②内服回数を減らす（できれば一日1回に）、③一包化してもらう、④複数の医療機関を受診する必要がある場合は、院外薬局を一本化して一元管理してもら

う、などをお願いする必要があります。5剤以上のポリファーマシー（多剤投与）が認知機能低下や転倒のリスクを増大させるともいわれます。認知症を発症したら生命予後も限られているので、将来の病気を予防するような薬剤（例えば、コレステロールを低下させる薬剤）は不要という考えもあります（米国のChoosing Wisely）。服薬管理のために訪問看護師や訪問薬剤師をお願いするとか、デイサービスのスタッフやホームヘルパーに内服を見届けてもらうなど、内服管理についてのお願いを、支援チームから主治医／かかりつけ医への報告書に盛り込むことも必要です。

[サイドメモ]　アルツハイマー型認知症治療薬の限界と医師の処方裁量権

　アルツハイマー型認知症治療の基本的薬剤であるコリンエステラーゼ阻害薬には、ドネペジル（アリセプト®）、ガランタミン（レミニール®）、リバスチグミン（イクセロン®パッチ、リバスタッチ®パッチ）があります。これらの元気系（賦活系）の薬剤は、記憶を含む認知機能を若干高め、進行を遅延しますが、易怒性などの興奮性BPSDが1割近くに出現します。したがって、この薬剤を内服中に興奮性BPSDが出現すれば、まずは中止して1週間様子を見ます。それで、約半数は穏やかになります。穏やかになったら、そのまま中止するか以前の投与量の半量で再開してもよいし、中止で認知症状が悪化したら元に戻す（このようなケースはごく一部）、というのが妥当な方法と思います。

　エビデンス重視の医療では、薬剤添付文書の投与法から外れることを拒絶する医師が多いのが現状です。しかし、認知症医療では、しばしば適応外処方や薬剤添付文書の規定通りでない処方（例えば低用量処方）が必要になります。医師には処方裁量権があります。医学的に適切な根拠があれば、適応外処方や減量投与も認められます。幸いなことに、2016年6月に、認知症治療薬の減量投与についてレセプトにコメントをつければ認める通達が厚生労働省から出ました。

　もの盗られ妄想など興奮性BPSDの原因に健忘がある場合は、リバスチグミン貼付薬4.5mgで軽減することもあります（それ以上の増量をしないほうがよいことが多い）。食思不振の原因がアセチルコリンを増やす薬剤（ドネペジルやガランタミン）のことも多いです。中止したら食欲が復活する例を、しばしば経験します。

　アルツハイマー型認知症治療薬の投与には、年齢の考慮も必要です。「85歳以上の高齢者や、認知症が中等度以上にまで進行したら、アセチルコリンを増やす薬剤はメリットがデメリットを上回る確証がないので、積極的に投与する必要はない」というメタ分析結果の報告があります（50ページを参照）。高齢で、すでに進行し

た認知症の状態にある人の場合、副作用を勘案すると、進行を遅らせる薬剤の価値に疑問あり、ということです。

支援チームの役割は医療に結びつけることだからと、興奮性BPSD例を医療に結びつけると、アセチルコリンを増やす薬剤が処方されて、事態がかえって悪化する場合もあります。それが、症状ではなく臨床診断に基づいて処方するエビデンス医療だからです。何でも医療に結びつければよいわけではありません。易怒性など前頭葉症状が強い場合は、経験豊富で専門的な知識をもった医師に結びつけることが大切です。

2-5　情報通信技術（ICT）の活用

チーム員の間で情報を共有するのにICTを活用する方法があります。すでに訪問看護ステーションなどで利用されているクラウドサービスで、インターネット上のサーバーに送ったデータをチーム員全員が見ることができます。クラウドサービスなら、初期投資も低く抑えられ、メンテナンスも不要です。ただ、個人情報流失のリスクがないわけではありません。また、タブレット端末の管理も大切です。しかし、こうした技術を活用することで、離れた場所にいる人ともコミュニケーションができるので、依頼のあった事例に素早く対応したり、チーム医師も端末を持っていれば、素早くアドバイスできます。

ICTなどで情報の共有を図ることは、家族介護者にとってもメリットがあります。情報が共有できていないと、関わるすべての人から同じ質問を何度も受けて何度も答えることになります。情報を一元化すること、そして、できれば家族介護者との窓口も一本化することで、家族介護者の負担が減ると思います。ただし、チーム員の職種によって情報の受け取り方もまちまちなので、多職種がそれぞれの立場から情報を収集することも有意義ですが。いずれにしても、得られた情報を一つにまとめて管理し、統合家族支援（integrate family support）ができることが望まれます。

インターネット経由のテレビ電話を活用することで、遠方に出張の場合でも、会議に参加できる方法もあります（個人情報を扱うのでセキュリティーの確保が必要ですが）。

2-6　行政の立場から

前橋市のチーム員会議には、毎回必ず市の行政担当者（前橋市福祉部介護高齢課地域

支援係；前橋市地域包括支援センター中央）が参加しています。これは大きな特色の一つです。会議に出席することにより、行政側もチーム員と同じくケースの把握に努め、対応の進捗状況について確認を行っています。

　2013（平成25）年度のモデル事業からこれまで、困難事例やかかりつけ医に対する前橋市としての関わり方のスタンスなどについて共通認識がもてるように、チーム員と随時相談しながらチーム員会議の運営を進めてきました。事例に関する検討のあと、地域包括支援センター運営協議会について、報告書の様式について、外部への普及啓発活動についてなども、行政側とチーム員全員での検討を行ってきました。そして、2015（平成27）年度からは、支援チームに事例を依頼した地域包括支援センターの担当者が、チーム員との情報共有や今後の方針の検討を行うため、その事例の初回のチーム員会議についてはできるだけ出席するよう、取り組みを始めました。

　チーム員会議では、事例ごとに問題の見極めとアセスメント内容の整理、そして、実際に生活上で生じている問題の整理を行うわけですが、その際、チーム員会議の配布物を工夫したことが、スムーズな運営につながったと考えています。個別の事例ごとの報告様式である場合、情報がわかりやすいかもしれませんが、チーム員が資料の作成に時間をとられるとなると、訪問に当てるべき貴重な時間が削られることとなり、本末転倒になりかねません。前橋市では、モデル事業であった2013（平成25）年度からチーム員全員が兼任であったため、効率的な方法を模索して、**表4-2**に示したような書式に至りました。会議資料は事前に配布し、目を通しておけるほうが望ましいですが、個人情報の管理やチーム員の負担のことを考えると、その場の確認だけで経緯や進捗状況がわかるようにまとめられた資料のほうが望まれます。

　支援の方向性を定めるにあたっては、アセスメント結果をもとに、認知症なのか、MCIなのか、健常なのか、精神障害なのかなど、想定される疾患についての判断（ある程度の正確性をもって）が必要となります。そして、適切な診断に結びつける方策、BPSDが強い例での薬剤の検討（ドネペジルを中止するだけで興奮性の症状が緩和することが多い）、使用されている安定剤や眠剤などへのアドバイスといったことを、主治医/かかりつけ医との関係を考慮しながら行うことが求められます。これらについて議論する際、チーム医師からの適切なアドバイスがチーム員の大きな助けとなっています。このことを考えると、単にサポート医の資格を満たすだけではなく、認知症の人の在宅医療に関わった経験を多く積み重ねている医師が支援チームに加わるか否かが、強力な支援チームをつくれるかどうかの一つの鍵となります。

[サイドメモ] 認知症初期集中支援チーム検討委員会

　国の実施要綱は、認知症初期集中支援チーム検討委員会の設置について、《市町村は、実施主体として、医療・保健・福祉に携わる関係者等から構成される「認知症初期集中支援チーム検討委員会」を設置するとともに、検討委員会が関係機関・団体と一体的に当該事業を推進していくための合意が得られる場となるように努めること》としています。

　前橋市では委員を8名で構成し（内訳は、医療・学識経験者4名、高齢者福祉関係者2名、保健関係者2名）、任期は3年間と定めました。開催頻度は、2013（平成25）年度が2回、2014（平成26）年度が2回、2015（平成27）年度が1回です。主な議題は、支援チームの活動実績（件数、具体的な介入事例、広報活動など）の報告や、国の認知症施策の動向の報告をしています。また、今後の前橋市における事業展開を検討しています。

　各委員の現在の詳細は以下の通りです。かかりつけ医との連携のためにも前橋市医師会は本事業のキーになりますので、市医師会から推薦された理事が、検討委員会の会長を担っています。市内の認知症疾患医療センター2カ所の代表者が、医療・学識経験者として参加しています。前橋市薬剤師会を代表する委員は、正しい服薬管理や薬局窓口・在宅訪問での認知症患者の発見の視点から参加しています。今後の独居高齢者の増加を考慮すると非常に重要な職種です。認知症の人と家族の会・群馬県支部代表者は、家族支援の視点から参加し、副会長を担っています。毎回、本事業に多大な期待を寄せた発言があります。群馬県介護支援専門員協会・前橋支部代表からは、現場のケアマネジャーが感じている、認知症患者の対応の困難さを聞いています。群馬県介護高齢課を代表する委員からは、県の立場から意見をもらっています。また、中核市である前橋市の保健総務課（前橋市保健所）を代表する委員（保健師）ついては、認知症対策を担う介護保険部門と、精神保健福祉を担う保健所との連携が重要と判断し、検討委員会に加えました。行政内の縦割り解消に寄与しています。

　モデル事業時、五里霧中の中で委員構成を考えましたが、結果として、幅広い意見を聴取できるバランスのとれたメンバーとなりました。また多職種であることで、異なる視点での議論が可能になりました。当初から完成度の高い支援チームが結成された関係で、いわゆる事前協議は不要でした。今後の課題としては、できれば家族代表だけでなく認知症当事者を加えたり、若年性認知症関係の代表者の参加も考慮する必要があると思われます。

第Ⅳ部の引用文献

1) 厚生労働省：地域支援事業実施要綱（老発0527第3号／平成28年5月27日「地域支援事業の実施について」）．

2) 山口晴保，中島智子，内田成香，甘利雅邦，池田将樹，牧　陽子，山口智晴，篠原るみ，高玉真光：認知症病型分類質問票41項目版（Dementia differentiation questionnaire-41 items；DDQ41）の試み．日本プライマリ・ケア連合学会誌 39 (1)：29-36，2016．

V

「認知症初期集中支援チーム」の立ち上げと運営

ここでは、実際に支援チームの立ち上げから運営までを担当した市職員の視点から、その経緯について、地域資源との関わりを中心に記述します。行政担当者必読の内容が満載ですので、ぜひ参考にしてみてください。

1 スタートアップ

　厚生労働省の2013（平成25）年度「認知症初期集中支援チーム設置促進モデル事業」に採択されたところより開始しました。モデル事業初年度だったため先駆的な事業モデルがなく、前橋市としての体制整備や事業展開方法についての検討はゼロからのスタートでした。「平成25年度認知症初期集中支援チーム員研修テキスト」が根拠となるすべてで、「市町村認知症施策総合推進事業実施要綱」をバイブルとして、前橋市の体制整備や事業展開方法を検討・構築しました。
　モデル事業受託までに決めたことは、以下の通りです。

　　＊事業実施は委託──前橋市が公益財団法人老年病研究所に委託する（既存の資源との連携を重視し、認知症疾患医療センターと地域包括支援センターの両方を有する医療機関であるため）
　　＊チーム員──医師2名、医療職2名（作業療法士2名）、福祉職2名（社会福祉士1名、介護福祉士1名）で、全員兼務（専従職員なし）
　　＊支援チーム──地域包括支援センター西部内に置く（地域包括支援センター西部職員1名が事業担当）
　　＊行政担当者──前橋市の事務職2名、保健師1名

　この条件を踏まえながら、事業を開始するための最重要課題として、以下の内容について行政とチーム員で検討を行いました。

　　①前橋市の既存の体制の中で、本事業をどのように位置づけたらスムーズか。
　　②かかりつけ医の協力なしでは事業は成立しない。医師との連携をどのように図るか。
　　③市民周知をどのように展開するか。
　　④チーム員のキャパシティーはどのくらいか。
　　⑤行政との連携をどのように行っていくか。

2 設置場所

　委託事業として行う支援チームの活動拠点については、以下のプロセスで検討しました。

　前橋市の支援チームは専従のチーム員を置かない体制のため、タイムリーに支援依頼などの連絡を受けることは難しい状況です。よって、事業の委託先である公益財団法人老年病研究所と同じ法人内にある、地域包括支援センター西部の隣の部屋をチーム員の拠点とし、依頼票の取りまとめやチーム員不在時の連絡先としての役割を、地域包括支援センター西部に担ってもらうこととしました。

　その結果、同法人内で地域包括支援センターとスムーズに連携が行え、特に変更・修正することなく、現在も同様に実施しています。また、チーム員が不在であっても、地域包括支援センター西部宛てに必要書類（認知症初期集中支援依頼票；巻末資料①、対象者基本情報；巻末資料②）をファクスすれば、チーム員にきちんと情報を伝えてもらえるので、地域包括支援センターとチーム員の間の連絡は、特に支障なくスムーズに行えています。現在は、チーム員が携帯電話を持ち、活動日以外でも関係機関と連絡をとれるような体制になっています。

3 窓口としての地域包括支援センターとチーム員の連携

　前橋市内には地域包括支援センターが11カ所設置されています。今まで、地域包括支援センターが主として認知症への相談や対応を行っていましたので、各地域包括支援センターには、認知症の相談や対応についてのスキルが十分に備わっています。そして、これまで地域包括支援センターの周知を行ってきた結果、「高齢者に関する相談は地域包括支援センター」という認識も定着してきています。2015（平成27）年度の相談件数は計14,623件で、そのうち、認知症に関する相談件数は2,087件でした。

　前橋市は支援チームに専従チーム員がいないため、市民からの相談を直接受けることは難しい状況です。このため、本事業の相談窓口を新規に設置せず、すでに定着している相談ルートを活用することが自然な流れであると判断し、第一段階として、相談の入り口となっている市内11カ所の地域包括支援センターを支援チームの相談窓口と位置づけました。支援チームと地域包括支援センターが協働しやすいように、訪問支援につなげるケースについては、11カ所の地域包括支援センターを通して依頼することとしました（図5-1）。支援チームの介入において初期の関わりは非常に重要で、以後の介入にも大きく影響します。また、地域に根ざし、高齢者支援を継続的に行っている地域包括支援センターとの連携は重要になると考えました。初回訪問における高齢者との顔合わせや、その後のアセスメントを効率的に進めるための信頼関係の形成については、チーム員と地域包括支援センター職員が協力して行うことを基本としました。

　なお、認知症が原因で消費者被害に遭ったり経済的困窮に陥っているケースなどに対しての成年後見制度の申請支援、また、介護保険の申請などは、地域包括支援センターが得意とする部分であるため、該当地区の地域包括支援センターが担当するというように役割分担しています。

　支援終了の可否については、チーム員会議にて、おおむね最長6カ月までで検討しますが、その後の引き継ぎについては、支援チーム介入時より地域包括支援センターと協

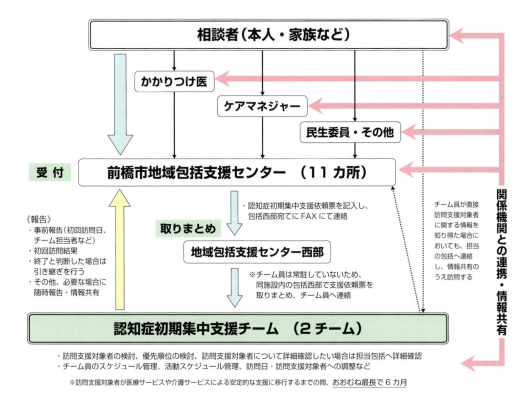

図5-1　認知症初期集中支援事業に関する前橋市のフローチャート

働することで情報共有が行えているため、スムーズに行うことができています。支援チームの介入は終了しても、ケースの生活はその後も継続します。必要に応じて継続的な支援を行うためにもモニタリングを行い、引き続き、チーム員と地域包括支援センターの間で情報を共有することが効率的です。

4 医師会との連携の仕組みづくり

　認知症高齢者および家族への支援を円滑かつ効率的に実施するためには、関係機関、特に主治医と情報を共有し、連携の下、継続的に支援することが鍵になると思い、開始前の最重要課題として、医師会との連携の仕組みづくりについての検討を行いました。
　モデル事業を開始するにあたり、前橋市医師会に事業の趣旨説明を行い、本事業への理解、協力を求めて調整を重ねました。

【前橋市医師会との調整の経緯】

H25.8.22	市医師会会長・理事（8名）へ説明 認知症疾患医療センター連絡会議にて事業説明
H25.8.28	地域ケア推進会議にて各関係機関へ事業説明
H25.9.6	市医師会理事会にて事業協力依頼
H25.9.30	市医師会定例会にて事業協力依頼（330名）
H25.11.13	市医師会老人保健委員会にて事業説明
H26.10.1	認知症初期集中支援チーム検討委員会にて、事業のさらなる有効化と対象ケースの把握ルートについて協議・検討
H27.1.27	市医師会介護保険対策委員会で本事業活用についての依頼案説明（担当係長）
H27.2.10	市医師会会長へ事業活用についての依頼案説明（課長・担当係長）
H27.2.13	市医師会理事と事業活用の依頼案をもとに例会への報告を協議
H27.2.23	市医師会に事業活用依頼を通知
H27.2.27	市医師会例会にて事業活用依頼の趣旨説明（課長・担当係長）

医師会と調整を行ったことで、支援チームが介入するにあたって、主治医との意思疎通および情報共有を行ってほしいという市医師会の意向や、各関係機関との事前調整が重要となることが確認できました。

　このことにより、事業協力依頼は、実施主体である前橋市と事業主体（実施機関）である委託先（老年病研究所附属病院）の双方から主治医に通知するなど、事業を行う際の医療機関との情報共有の流れを図5-2の通りとし、本人および家族の同意書、情報収集や情報提供などに必要な書式を定める結果となりました（各書式は巻末資料③〜⑥を参照）。現在も、必要時には医師会との調整を継続して行っています。

　この過程で、医師会側から、「本事業を利用することで、認知症疾患医療センターなどのある病院に主治医が変わってしまうのではないか？」という質疑が出されました。そこで、本事業を実施する場合、必ず主治医を確認し、介入前に主治医にその旨を連絡することとしました。その際、市から主治医宛てに〈「認知症初期集中支援チーム」の活動に関するご協力についてのお願い（依頼）〉（巻末資料③）と、支援チームから主治医宛てに〈「認知症初期集中支援チーム」の活動及び情報共有に関するご協力についてのお願い（依頼）〉（巻末資料④）の2通の依頼文を送付します。そして、支援チームの介入後には、支援チームのアセスメント結果について、支援チームから主治医宛てに〈認知症初期集中支援チーム情報提供書〉（巻末資料⑨）を送付するという調整を行いました。

　また、「本事業の目的、効果がよくわからない」「本事業の流れがよくわからない。医師として、どのようなケースをどのように事業につなげばよいのか？」という質疑に対しては、市医師会へ事業活用についての依頼案を作成して説明しました。その結果、一

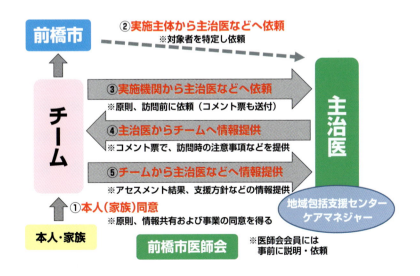

図5-2　医療機関との情報共有の流れ

度本事業とつながった医師からは、その後も継続して依頼をもらっています。何かしらのメリットを感じたのではないかと考えます。支援チームが介入することで、医師に代わって本人・家族へのサポートを行うため、診療時の医師の負担は軽減できます。

さらに、「本事業を行うことで、主治医の負担が増えるのではないか？」という質疑がありましたので、医師会にて事業説明を行い、主治医から支援チーム宛てに〈前橋市認知症初期集中支援（モデル事業）主治医コメント票〉（現在は巻末資料⑤）をもらうことについて、医療保険の診療情報提供料の対象外となることで協力依頼し、了解を得ました。

行政が新しい事業を開始する際には、単に事業の方法や流れなどの説明だけでなく、事業の目的や効果などを具体的に示すことができなければ、同意を得ることは難しいと感じます。そのため、①行政からの一方的なお願いにならないようにする、②事業を行うことのメリット・デメリットについて提案する、③医師会としてどこまで協力・連携できるかを確認する、④日頃から在宅医療・介護連携を図ることが必要だと感じました。そして、認知症の本人・家族の困りごとを解決するにあたり、双方がしっかりと関係をつくっていくことの意義を実感できたときに、真の連携が生まれるのではないかと思います。

5 市民周知

　モデル事業開始時に市民周知することで、多くの相談があった場合、果たして1カ所2チーム体制で対応できるのか？‥‥ということも考えました。そこで、初年度は、支援チームのスキルアップのためにも、じっくりケースに対応することが必要と考え、広く市民周知をすることは控え、まずは、地域包括支援センター、ケアマネジャー、認知症疾患医療センター、医師会などの関係機関にチラシを配布し、周知することとしました。その結果、2013（平成25）年度の実施期間（8/1～翌年3/31）における実績は48件で、各地域包括支援センターが抱えていた困難事例の支援が主となりました。試運転にはほどよい件数でしたが、対応が非常に難しいケースも多かったため、スキルアップにつながったと思います。

　2014（平成26）年度より、市民周知を拡大しました。地域包括支援センターや地域包括支援ブランチ、市役所などの窓口にチラシを置く、広報の特集ページで本事業を紹介する、市民対象の介護予防イベントなどで事業周知を実施する、地域包括支援センターで認知症の相談を受けた際に本事業を紹介する、などを実施しました。

　現状の課題も挙がってきています。支援チームは「掘り起こしより、まず必要な人に丁寧な支援」を方針としており、ケースの実績を増やすことに重きを置いているわけではありませんが、本事業の利用を希望する人が増えない状況です。チラシを見て、家族から本事業の利用を希望したいというケースは、ごく稀な状況です。また、ケアマネジャーから支援チーム介入の相談も予想していたよりも少ない状況です。地域包括支援センターへ認知症の相談があった際に本事業について情報提供を行い、同意をもらえたケースについて、地域包括支援センターから支援チームへ依頼を行い支援チームにつながるというのが現状です。地域包括支援センターでも認知症への対応を行っているため、本事業へつなげる対象者についての線引きが難しいという声も聞かれています。

6 行政との連携

　前橋市は老年病研究所への事業委託というかたちで実施していますが、委託先に"完全にお任せ"状態ではなく、できるところは行政も一緒にやるという体制で行ってきました。これまでの経験を振り返り、行政が関わるメリットや今後の展開について、感じたことを挙げてみることにします。

6-1　チーム員会議について

　行政が参加するメリットは、以下に示すように数多くありました。
　初年度は、毎週チーム員会議を開催していたので、毎週チーム員と顔を合わせていました。チーム員会議の場では、事例についてだけではなく、今後の事業の進め方など、いろいろな話を直接チーム員と行うことができました。そうなると、実施主体と委託先という関係ではありますが、「一緒に事業をつくり上げる仲間」という関係性になります。連携を図るためには「顔の見える関係づくりが重要」といわれますが、普通は、名刺交換をし、何かあれば連絡をとれるくらいの関係になれるのが、正直精一杯なところです。ところが、毎週のように顔を合わせていると、気心がわかる関係となります。また、お互い向かう方向が同じになると、多少の無理や本音も言える関係になるため、業務が円滑になるだけでなく、本事業を超えた部分でも相談が行えるようになり、関係性の幅も広がります。
　チーム員会議で情報を共有することで、ケース対応についていろいろなアイデアが出てくることも多くあります。また、チーム医師より直接、事例についての見立てやアドバイスなども聞くことができるため、行政でも認知症の相談を受けている自分自身のスキルアップを図ることができました。
　チーム員会議に毎回同じ行政職員が出席しているので、事例について継続的に把握す

ることが可能です。よって、チーム員会議の報告の際に、実施主体に向けた形式的な書類を作成することが不要になります。前橋市はチーム員が常勤ではないため、限られた時間でチーム員活動を行っています。報告書式を設けず、報告資料はチーム員に一任することで、チーム員会議のための書類作成事務に充てる時間を最小限にし、その貴重な活動時間はケースの訪問などに充ててもらっています。

　関係者との連絡・調整を行うには、案外と手間と時間を費やします。緊急連絡以外であれば、定期的にチーム員会議の場で直接話ができるため、改めて連絡をとり合うことや打ち合わせの場を設ける必要がありません。また、チーム員会議の中で、行政内での調整や確認などが必要となった場合は（例えば、生活保護の担当者にケースをつなぐときや、介護認定状況の照会や認定調査の日程の確認などが必要と判断されたときなど）、チーム員会議に出席している行政職員が持ち帰って担当します。そのため、チーム員による行政の関係各課への連絡は不要となります。

　一方、行政が参加するデメリットですが、行政職員が時間外勤務となる（前橋市は18時から開始している）ことぐらいしかないものと考えています（行政も経費節減のため時間外勤務も縮小の傾向にありますが）。

6-2　国への事業報告や今後の展開

　国への報告は行政の事務担当が行っています。実績の作成は、支援チームがチームリーダーを中心に行いますが、活動内容は行政も把握できているため、問い合わせや視察にも対応しています。また、社会資源との連携については、チーム員から連絡するよりも行政から連絡するとスムーズに話が進むこともあるので、そういう場合は行政が連絡します。

　モデル事業開始時に検討した体制で、大きな問題もなく認知症初期集中支援推進事業を実施できています。事業も確立し、チーム員のスキルアップも図れているため、今後も現状通り継続実施する予定です。

　本事業を必要としているケースは多いと思われますが、現状は、なかなか支援チームにつながらない状況です。今後は、効果的な周知・啓発の方法を検討する必要があると思われます。家族からの相談を待っているだけではなく、医師会・ケアマネジャーなどの関係機関と連携し、対象となりそうな人を早期にキャッチできる仕組みを構築し、支援が必要な人に早期にチーム員が介入できるような方法の検討も必要であると思われます。

　また、現在、支援チームの配置は市内1カ所のみですが、地域包括ケアシステム全体

を見据えて事業の位置づけ・連携体制を図るためにも、今後は、市内の複数個所に支援チームを配置していく案も出されています。委託先については、今後検討することになりますが、現状とまったく同じ条件で委託することは難しいと思われます。現状を事業モデルとして、委託先の体制に合わせて、既存の流れに沿ったかたちでスムーズに事業展開できる方法を検討する必要があります。市としての方針は統一しなければならないため、行政の介入方法についても検討していく必要があると思われます。

　最後に、前橋市において本事業がここまで順調に実施できているのは、①非常勤で多職種からなるチーム員の構成が効率的な連携を生み出したこと、②市職員がチーム員会議に毎回参加してチーム員と親密に連携する仲になったこと、③委託先が認知症疾患医療センターと地域包括支援センターを併設していること、④その地域包括支援センターのベテランスタッフが事業担当になったこと、⑤チーム医師が熱心に参加したことなど、よい条件が重なったためと考えています。

　もちろん、これらの条件が揃わなくても問題ありません。認知症初期集中支援チームは、自治体の規模、医療機関の状況、設置場所など、それぞれの市町村の現状に合わせて設置されるため、設置状況やチームの活動状況は様々です。その地のマンパワーや地域資源を活用し、その市町村の特色を活かした事業展開を行えばよいのだと思います。

　目標は「認知症で困っている人と家族を支援し、地域で安心して暮らし続けられるようにする」という一点です。関係者の知恵を出し合い、チャレンジしながら、地域に合った支援方法を模索していくことが何よりも大切です。

7 補遺：専門職へのメッセージ

7-1 看護職の読者へ

　看護の目的は、《あらゆる年代の個人、家族、集団、地域社会を対象とし、健康の保持増進、疾病の予防、健康の回復、苦痛の緩和を行い、生涯を通してその最期まで、その人らしく生を全うできるように援助を行うこと》と、看護者の倫理綱領において定義されています。これを踏まえて筆者は、「対象者がよりよい状態になるよう支援の方向性を検討し、援助すること」が、認知症初期集中支援チームにおける看護職（保健師、看護師）の専門性であると考えていました。しかし、支援チームでの活動を通して、これは看護職だけでなく、医療・保健・福祉に関連した多くの職種が共通して（そして協働して）行うことであることに気づきました。専門的知識について看護職と他職種を比べてみると、治療に関しては医師にかなわず、動作能力に関しては作業療法士にかなわず、福祉サービスに関しては社会福祉士にかなわず‥‥といった具合で、他職種の専門性に圧倒され、看護職の専門性は何なのかと悩みました。

　支援チームの訪問対象者は、そのほとんどが高齢者で、認知機能の問題だけでなく、身体合併症、日常生活、家族の介護負担など様々な問題を同時に抱えています。だからこそ、対象者を幅広い視点から捉える必要があります。看護職は、保健・医療・福祉の幅広い分野の知識をもっており、人を多面的に看ることが得意です。ここに、看護職の専門性を見出せます。

　認知症初期集中支援推進事業における初回訪問時の観察・評価票の記入について、「地域支援事業実施要綱」には《チーム員である保健師又は看護師が行う》旨の記載があります。初回訪問時の観察・評価は包括的に行うことが求められており、筆者はこの一文に、人を多面的に看る看護職の専門性が求められているのだと考えます。初回訪問時から焦点を絞って対象者を観察・評価してしまうと、その後、問題を見落としてしまう

可能性があるからです。初回訪問の観察や評価をもとに行われる問題の抽出や、支援の方向性の検討に関する会議時も、筆者は対象者を多面的に看ることを意識します。対象者の抱える問題は、大抵の場合、一つの要因から構成されているわけではないからです。その上で、多職種による様々な意見交換を経て、対象者の問題（支援すべき点）の抽出や、支援の方向性を導き出すことができるのです。

専門性というと、他職種よりも詳しい部分を探してしまいがちですが、看護職の場合、対象者を広く、多面的に捉えることにこそ、専門性があると思います。看護職による対象者の多面的な理解をもとに、多職種による意見を集約していくと、問題の抽出や支援の方向性の検討が円滑に行われるのではないでしょうか。

（看護師　小山晶子）

7-2　作業療法士の読者へ

市町村が実施主体である認知症初期集中支援推進事業は、介護保険の地域支援事業として実施されています。作業療法士として支援チームに参加している筆者は、「認知症初期集中支援チームにおける作業療法士の役割は何ですか？」とよく聞かれます。本事業に限らず、介護予防事業やその他の事業でも、「〇〇における作業療法士の役割とは？」と聞かれることもあります。作業療法士は、医療機関や介護施設で「作業療法」として算定をとることが多いので、そのイメージが強いことが背景にあるのかもしれません。しかし、地域支援事業では、作業療法士の資格で算定をとるわけではありません。作業療法士の職能を活かすのです。支援チームの医療系チーム員として、支援チームの仕事に"作業療法士の視点を活かす"のです。

支援チームのアセスメントの基本は、観察や面接にあります。解剖学や運動学に基づいた動作分析、作業工程分析の視点、認知機能障害と行為障害を結びつけて捉える視点、身体機能の評価や基礎医学的な知識を背景としたフィジカルアセスメント、認知症の人やその家族が直面する生活上の困りごとをアセスメントすることは、作業療法士養成教育課程のカリキュラムそのものです。また、対象者の趣味ややりたい活動を活かす視点、社会参加や役割遂行に着目した関わり、住環境や福祉用具など物理的環境の調整、家族に対する具体的な介護指導も、作業療法士が得意とする関わりです。つまり、支援チームのチーム員として活躍できる素地が整っている職種であると同時に、支援チームに必須の職種といえます。

ただ、作業療法士が支援チームに関わるきっかけを得にくい点が、問題です。経営側からすると、作業療法士を派遣することで介護保険法の地域支援事業から得られる収入

よりも、診療報酬・介護報酬のほうが大きいことから、医療機関や介護施設での作業療法による報酬算定業務が優先されてしまいます。また、認知症初期集中支援チームは地域包括支援センターに設置されることが多いようですが、地域包括支援センターには作業療法士がほとんど配置されていません。認知症初期集中支援チームは、できるだけ多くの職種が参画して、幅広い視点で関わることが必須です。その点、市町村が医療機関に認知症初期集中支援推進事業を委託し、その医療機関に所属する作業療法士をはじめとする様々な専門職が必要時に関わる仕組みが現実的です。

現時点での認知症のリハビリテーションは、病院や施設の中でBPSDの軽減や生活能力の維持向上を目的に関わることが多いですが、今後は、認知機能がごく軽度低下して日々の社会生活にほころびが出始めた人に対して、実際の生活場面をアセスメントし、穏やかにその人らしい在宅生活を継続できるように支援することが、ニーズとして増えてくると予測されます。認知症の初期段階の人に対する在宅生活を支える支援は、作業療法士の本来の職能が活かせる仕事です。

認知症初期集中支援チームの運営に3年間以上関わり、作業療法士の知識や経験が大いに活かされる仕事だと感じています。今後は、支援チームに作業療法士が積極的に関与できるような仕組みとなっていくことを望むとともに、多くの作業療法士の参入を望みます。やり甲斐があって楽しい！ですから。

(作業療法士 山口智晴)

7-3 社会福祉士・精神保健福祉士・介護福祉士の読者へ

認知症初期集中支援チームにおける福祉系チーム員は、社会福祉士、精神保健福祉士、介護福祉士などだと思います。本人や家族の困りごとの解決を目指す関わりの中では、家族関係や経済的状態、近隣との関係などの社会的な因子に「困りごと」が絡んできており、その解決には福祉系専門職の視点や知識、技術が必要です。認知症状（中核症状）や生活障害によって困りごとが生じている場合も、社会的な因子によって症状が悪化していたり、悪循環を引き起こしている場合もあります。症状や障害とともに、本人、家族の生活歴、価値観、家族の歴史、関係性を踏まえたアセスメントと課題の抽出が大事になります。これは福祉系チーム員の得意とするところです。

家族間や近隣との関係の調整を図ったり、問題によっては、日常生活自立支援事業、成年後見制度、障害者手帳、障害者総合支援法、障害年金、生活保護など、介護保険のみではない様々な制度の活用を検討する必要がある人が支援チームの対象となります。

このとき、地域の社会資源やサービス事業所の特長を知っていると、対象者・家族のニーズに合ったサービスの導入につなげていくことが可能となります。

在宅生活を継続していくためには、地域の行政、保健所、地域包括支援センター、ケアマネジャーなどとの連携がとても重要で、地域とつないでいく役割をチーム員が担っています。

また、支援の目標、計画を立てるときには、他の専門職と協議をしながら多方面からのアセスメントを行うことにより、チーム員がより多角的に、包括的に関わっていけることを実感します。例えば、事前情報で必要があると判断した場合は医療専門職と一緒に訪問するため、福祉系のチーム員としては心強く感じます。福祉系のチーム員も病気の特徴と生じてくる生活障害の特徴を学んでおくこと、医療的な知識は医療系チーム員の意見を参考にすること、心配な点はチーム員会議で皆に相談すること、そして助言を求めることが大事です。チーム員としての仕事は、筆者の日々の仕事の一部ですが、支援チームで学んだ「多方面からのアセスメントと多角的・包括的な関わり」は、本務である病院ソーシャルワークの仕事に活かせています。

（社会福祉士　狩野寛子）

7-4　介護支援専門員（ケアマネジャー）の読者へ

認知症の人の支援においては、介護保険サービスだけで支援を行うことは難しいです。なぜなら、現状の介護保険によるサービス提供では、生活のごく一部にしか対応できず、そもそも認知症の人も対象とした制度としては発展途上だからです。認知症では、暮らしていくことそのものの支援が基本になります。

認知症の人の暮らしを支えるには、社会資源と表現される様々な方法を組み合わせて実行していくことが必要です。支援チームが関わり、必要と考えられる支援方法や支援内容を提案したとしても、具体的に実践する方法がなければ、机上の空論に終わります。そこで本項では、支援チームの実践に役立つよう、既存の介護保険サービスの活用方法や、社会資源の発掘や開発などの視点を、事例を通して紹介します。

事例の概要

Aさんは60歳代後半の男性で、妻と二人暮らし。子どもは一人で他県に嫁いでいる。要介護1で、認知症と診断され、ドネペジル5mgを内服している。

【生活歴】

地元生まれ。大学卒業後、父親が創業し、兄が社長の会社に専務として勤務、主に商

品開発と営業を担当。日本中を車で駆け回るセールスで、家にはほとんど帰らず、食事は外食中心だった。数年前から、発注の数字の間違いや、目的とは別な会社を訪問するなど、不可解な行動が見られ、近医を受診。「初期の認知症」の診断でドネペジルが処方された。その後も出勤はしていたものの仕事にはならず、1年後、兄である社長から在宅勤務を言い渡された。しかし、本人は理解できず、毎日車で出かけようとするのを妻が止める。かかりつけ医より専門外来を紹介され、相談室を経由して介護保険の申請と支援方法の相談があり、介護支援専門員（ケアマネジャー）が関わるようになった。その頃、毎日出勤しようと車を運転してしまう本人を止めるために、定時になると妻が運転して夕方5時頃までドライブに出かける毎日が始まっていた。ADLは問題なし。IADLは、もともと妻が行っていた。

【認知面】

毎朝4時半に起きて、同じコースを散歩。時々、他の人の畑からネギやキュウリなどをお土産に持ち帰ってくる。運転が好きで、鍵を見つけると車を乗り出してしまい、物損事故を数回起こしている。自宅の敷地が広く、発見が早いと門扉で食い止めることができていた。

【介護力】

主介護者は妻。民生委員などを歴任し、地域との関係性は強い。早朝、外を歩くAさんの姿を地域の人は見ていて、いつものコースを外れると声をかけ、妻にも連絡をしてくれるなどの支援が当たり前にあった。

【介護者である妻の主訴】

毎日ドライブに行くのは疲れた、膝が痛くて運転するのが大変。一日でもいいから、夫と離れる時間が欲しい。自宅で最後まで面倒見たいと思っているが、今のままでは介護を続けられるか不安。

【ケアマネジャーからの提案】

1週間に1回、介護保険のデイサービスの利用をしてみたらどうか。

* サービス利用の課題──①妻以外の他人が運転する車に乗ってくれるだろうか、②妻を休ませることを考えた場合、デイサービス一日利用となると、デイサービスで食事ができるか、③デイサービス利用中、徘徊をすることはないだろうか。

* 課題解決の提案──①Aさんの状況を理解してくれるデイサービスを探す、②当面は妻にも協力してもらい、週1回のデイサービス利用が生活リズムになるようにする、③数時間から始めていき、1カ月後を目安に一日利用に結びつける。

* 具体的な方法を協議（サービス担当者会議／Mデイサービス管理者・妻・ケアマネジャーB）──①結果はわからないが、可能性を信じて、体験的に利用を始めてみ

る、②行きは妻に送ってもらい、帰りはデイサービスが送るパターンを試行、③当面、半日を目標に利用、④デイサービスではAさんの担当が一対一で関わるとの提案があり、利用日はドライブに出かけ、出先で昼食（食事代は実費）をとる流れで当面は進める。

支援経過

　ある日、担当のBケアマネジャーがAさんのみを乗せて、Mデイサービスを見学。片道30分。問題なく、乗っていられる。妻に報告。その翌週、妻がAさんを車に乗せて、Mデイサービスに行く。妻とともにAさんはお茶を飲み、座っていられたのは10分程度。到着後30分で帰る。翌々週は、先週と同じく、妻の運転でMデイサービスに到着、職員がAさんを室内に誘導する間に、妻は帰宅。特に妻を探す様子はないが、デイサービス室内で椅子に座っていられず、歩き回る。職員とともにドライブに出かけようとするが、車に乗らず、そのまま国道に向かう様子があり、職員が自宅へ送る。1カ月後、妻の運転でMデイサービスに到着、職員とのドライブに出かけ、外で昼食を食べ、Mデイサービスに戻ってくる。おおよそ3時間過ごすことができた。このような繰り返しをすることで、Aさんの行動パターンがわかり始め、対応する職員も支援方法が見つかる。

　その後、当初は10分と椅子に座っていられなかったAさんに座る場所が見つかり、Mデイサービス利用中、室内を歩き回ることなく過ごせるようになる。週1回の利用から週3回まで利用を増やすことができる。安定して利用ができるようになったことで、妻は恒例だった沢庵漬けや白菜漬けを行い、地域の行事への参加が再びできるようになった。Mデイサービスの利用を始め、9年目の夏、発語はまったく聞かれなくなり、生活全般、全介助となり、そのあと自宅で、孫の「おじいちゃん、朝だよ、起きて」の声に目覚めることはなかった。

　この事例のAさんを理解する上で、年齢、性別、家族構成、職業、年収、病名などの基本情報を知ることは、ケアを提供するためにも重要ですが、それらはAさんの表面的な事柄にすぎず、基本情報だけでAさんを理解することは難しいです。Aさんが「認知症を患う60歳代後半の男性」であることは客観的な情報で、この情報だけでAさんを理解したかのように思い込み、Aさんと向き合う際の先入観となり、ケアの方法を決めてしまうことが危惧されます。

　介護サービス利用に支援チームが関わることの効果として考えられるのは、Aさん自身の特性、行動パターンなどから、画一的な介護サービスではなく、Aさんの暮らしに

沿った"Aさんらしい"サービスの提供方法を評価し、ケアマネジャーにバトンを渡すことです。単に介護保険サービスを提案することが支援チームの関わる到達点ではなく、認知症の人をより深く理解するには、Aさんの物語、語り、声に耳を傾ける必要があります。Aさんをより深く理解しようとするには、Aさんの"声なき声"に耳を傾ける必要があり、この役割を担うのが支援チームだといえます。

　Aさんの事例が動いていた時代には、支援チームなどなく、ケアマネジャーの対応方法で提供される介護サービスに差が生じていたことが推測されます。Aさんの担当ケアマネジャーが提案した内容は、現在では支援チームが関わり、ケアマネジャーへバトンが渡る際のケアマネジャーへの助言や、サービス担当者会議や地域ケア会議に参加する際の支援チームからの発言内容に該当すると想定できます。

　支援チームの目的は、単に介護保険サービスに結びつけることではなく、「適切な介護サービス内容に結びつけること」と読み替えることが必要と考えます。認知症の人のケアプランは家族の負担を減らすレスパイト型が多いといわれますが、認知症の人と正面から向き合うことなくケアプランが作成されたり、単に介護保険サービスが実行されるといったことではなく、支援チームが関わることで、認知症の人に提供される介護保険サービスの"あり方"を提言することも可能となるでしょう。

（主任介護支援専門員　山田圭子）

おわりに

　平成24年度老人保健事業推進費等補助金（いわゆる厚労省老健事業）で行われた「認知症の初期集中支援サービスの構築に向けた基盤研究事業」に山口晴保が委員として参加し、翌年から始まる認知症初期集中支援推進事業のスキームづくりに協力しました。これがきっかけで、平成25年度のモデル事業に手を挙げるよう関係者から求められ、前橋市にお願いに出向いて説明し、前橋市が平成25年度のモデル事業に参画することを決断しました。そこからストーリーが始まり、多くの人を巻き込んで、「できることからやる、そして、やっていれば何とかなる」というスタンスで、前橋流の支援チーム活動を継続し、4年目を迎えています。

　この推進事業から、病院の臨床の場では出会えないような多くの事例を学ばせていただきました。また、支援チームがどんどんスキルアップして、困っている人々を助ける過程を見させてもらいました。そこで、このスキルを全国の支援チームに伝えたいと、出版をチーム員にもちかけました。

　次の関門は出版社です。小さなマーケットを対象にした本なので、大手出版社からは断られましたが、原稿のチカラを引き出してくれる頼りになる出版社、協同医書出版社が引き受けてくれることとなり、2016年夏に執筆の分担を決めて作業を開始し、正月休みに推敲・加筆して、念願の2016年度末の出版にこぎ着けました。

　2017年度は、これまでに支援チームを設置していない市町村が設置を行う準備期間の最終年度です。本書が新たに支援チームを設置する市町村で活用されることを期待しています。また、これまでに設置を進めてきた市町村でも、本書に載せた多数のノウハウが事業運営に役立つものと確信しています。もちろん、支援チームだけでなく、地域包括支援センターの業務にも、認知症地域支援推進員の活動にも役立ちます。地域包括支援センターに必須の書として認められるよう、チーム員一同、心を込めて書き上げました。ぜひご愛用ください。

　最後に、モデル事業実施を決断いただいた前橋市の方々、温かいご支援を賜りました公益財団法人老年病研究所附属病院の方々、前橋市地域包括支援センター西部の方々、そして、チーム員として真摯に事例に取り組んでいただいた方々に深謝します。

2017年2月
前橋市認知症初期集中支援チーム
山口晴保（チーム医師）

執筆者一覧

【前橋市認知症初期集中支援チーム・チーム員】

山口智晴(やまぐちともはる)(チームリーダー／作業療法士、群馬医療福祉大学リハビリテーション学部・教授)
　担当：第Ⅰ部、第Ⅱ部、第Ⅲ部(事例1・2・8・10・11・12・16)、第Ⅴ部

狩野寛子(かのうひろこ)(社会福祉士、公益財団法人老年病研究所附属病院地域医療福祉連携室・主幹)
　担当：第Ⅲ部(事例13)、第Ⅴ部

上山真美(かみやまなみ)(看護師、群馬大学大学院保健学研究科看護学講座・講師)
　担当：第Ⅲ部(事例3・4)

小山晶子(こやまあきこ)(看護師、群馬大学大学院保健学研究科看護学講座・助教)
　担当：第Ⅲ部(事例7・14・15・17)、第Ⅴ部

堀口布美子(ほりぐちふみこ)(作業療法士、公益財団法人老年病研究所附属病院作業療法室・主幹)
　担当：第Ⅲ部(事例5・6・9・18・19・20)

【前橋市認知症初期集中支援チーム・チーム医師】

髙玉真光(たかたまままさみつ)(認知症サポート医、公益財団法人老年病研究所附属病院・院長)
　担当：はじめに

山口晴保(やまぐちはるやす)(日本認知症学会専門医、認知症サポート医、群馬大学・名誉教授)
　担当：本書の使い方、第Ⅰ部、第Ⅱ部、第Ⅳ部、おわりに

【前橋市認知症初期集中支援チーム配置地域包括支援センター】

山田圭子(やまだけいこ)(主任介護支援専門員、前橋市地域包括支援センター西部・副センター長)
　担当：第Ⅴ部

【前橋市認知症初期集中支援チーム統括部署】

中島敦子（前橋市福祉部介護高齢課地域支援係・前橋市地域包括支援センター中央・係長）
髙橋宏子（前橋市福祉部介護高齢課地域支援係・前橋市地域包括支援センター中央・主任保健師）
伊藤建朗（前橋市福祉部介護高齢課地域支援係・前橋市地域包括支援センター中央・副主幹）

担当：第Ⅳ部、第Ⅴ部

＊本書掲載の前橋市に関わる部課名、所属・役職名は、初版第1刷発行時（2017年3月24日）のものです。
＊前橋市福祉部介護高齢課は、2018年4月1日より「長寿包括ケア課」に課名変更しています。

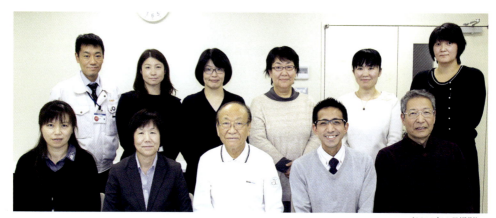

（2017年2月撮影）

チーム員一同、心を込めて書き上げました！

（後列左より）伊藤建朗、髙橋宏子、狩野寛子、堀口布美子、小山晶子、上山真美
（前列左より）中島敦子、山田圭子、髙玉真光、山口智晴、山口晴保

索引

あ

IADL　44
ICT（情報通信技術）　175
アセスメント　18, 34, 39
アパシー　156
アルツハイマー型認知症　42
　——治療薬　3, 50

い

怒りスイッチ　104
医師会　10, 16
　——との連携　184
異食　54
一括管理シート　170
易怒性　3
意味性認知症　41, 42
医療・介護連携　146
インフォームドコンセント　163

う

運転　55, 123, 195

え

ADL　44
笑顔　90
SED-11Q　11
SOSネットワーク　22
エビデンス　174
MCI（軽度認知障害）　3, 159
遠方家族　92

お

往診　92
親子関係　114, 119

か

介護拒否　133
介護支援専門員　194
介護者教育　11
介護福祉士　193
かかりつけ医　16, 29, 180
過食　54
家族指導（教育）　4, 110
家庭介護ガイドブック　11, 52, 76, 81, 103, 107,
　112, 162
カプグラ症候群　61
ガランタミン　127
看護師　191
観察　36

き

キーパーソン　29
記憶障害　56
危機回避支援　3, 6
虐待　6, 61, 105, 155
行政　188
拒食　55
拒否　141

け

ケアプラン　197
ケアマネジャー　194
傾聴　114
軽度認知障害（MCI）　3, 159
血管性認知症　42
激高　159
幻視　61

こ

効果評価指標　45
攻撃　123
抗コリン作用　172
行動障害型前頭側頭型認知症　42, 104
行動変容　101
高齢者電話訪問　115
告知　51
互恵性の法則　33
誤認　61
困りごと　47, 52
　　問題の本質　49
困りごと早期発見シート　4
ゴミ屋敷　151
孤立　155
コリンエステラーゼ阻害薬　3, 63, 76, 125, 174
困難事例　10

さ

Zarit介護負担尺度8項目版（J-ZBI_8）　34, 45
最終評価　19

作業療法士　*192*
残存能力　*45*

【し】

GPS装置　*22, 132*
J-ZBI_8　*34, 45*
時間軸　*67*
疾患特異サイン　*42*
嫉妬妄想　*60*
市民周知　*187*
社会的認知　*43, 57*
社会脳　*57*
社会福祉士　*193*
写真　*87, 146*
主治医　*29*
　　──コメント票　*186*
受診拒否　*73, 74, 92, 110, 159*
消費者被害　*64, 93*
情報開示　*22*
情報過多　*78, 79*
情報通信技術（ICT）　*175*
情報提供　*20, 146*
初回訪問　*18, 30*
初期　*2*
進行性核上性麻痺　*41, 42*
心理的ケア　*5*

【せ】

生活支援　*6, 133, 137, 151*
生活障害　*44*
生活状況の把握　*37*
精神科受診　*21*
精神保健福祉士　*193*
成年後見制度　*65, 141*
説明スキル　*83*
喘息　*76*
前頭側頭型認知症　*63, 115*
　　行動障害型──　*42, 104*

【そ】

早期支援　*3*
相談窓口　*182*

【た】

対象者の選定　*21*
大脳皮質基底核変性症　*41, 42*
多職種　*151*
DASC　*6*
DASC-21　*34, 172*
タブレット端末　*169*

【ち】

地域ケア会議　*151*
地域支援事業　*22*
小さな親切　*32*
チーム医師　*15, 29, 172, 176*
チーム員会議　*19, 166, 188*
チームリーダー　*169*
チェック票　*39*
注意・実行（遂行）機能　*52*
駐車場　*29*
Choosing Wisely　*174*
調理　*52*

【つ】

通訳者　*82*

【て】

DSM-5　*7*
DDQ43　*41, 172*
DBD13　*34*
デイサービス　*83, 96, 137, 155*

【と】

同意書　*20*
統合家族支援　*5, 175*
同伴受診　*83*
同伴利用　*83*
特技　*129*
突破口　*32*
ドネペジル　*76, 127, 173*
　　──の中止　*123, 131*
ドパミン　*168*
取り繕い　*102, 151, 153*

【な】

名札　*30*

【に】

ニーズ　*166*
日常生活自立支援事業　*22, 65, 146, 151*
入浴　*53*
　　──拒否　*87, 92*
認知症カフェ　*22, 23, 96*
認知症ケアパス　*23*
認知症サポーター　*22*
認知症サポート医　*15, 16*
認知症初期集中支援チーム　*2*
　　依頼票　*181*
　　依頼ルート　*16*

主治医コメント票　186
　　　情報提供書　185
　　　設置場所　13
　　　チーム医師　15, 29, 172, 176
　　　チーム員会議　19, 166, 188
　　　チーム員の職種　14
　　　チームリーダー　169
　　　──検討委員会　177
認知症初期集中支援チーム員研修テキスト
　　180
認知症初期症状11項目質問票（SED-11Q）　11
認知症施策総合推進事業実施要綱　180
認知症地域支援推進員　14, 22, 23, 170
認知症の行動・心理症状（BPSD）　3, 42, 44
認知症の定義　7
認知症病型分類質問票43項目版（DDQ43）
　　41, 172
認認介護　96, 137, 141

【ね】

ねぎらい　110, 137

【の】

脳活性化リハビリテーション5原則　67

【は】

パーキンソニズム　40
パーソナリティー　114
徘徊　63, 129
配食サービス　22
入り込む技　30

【ひ】

BPSD（認知症の行動・心理症状）　3, 42, 44
　　──の予防　11
引き継ぎ　19
火の元　53
病識低下　11, 112, 139, 160

【ふ】

不安　67
服薬管理　55
服薬拒否　73, 75
ブレインストーミング　167
雰囲気　31

【へ】

ヘルパー　133

【ほ】

暴言　101
訪問依頼　28
訪問支援対象者　9
暴力　101
ホームロイヤー　65, 141
保健師　191
ポジティブ　4
ほめ合い　168
ポリファーマシー　174
本人支援　66

【ま】

幻の同居人　61

【み】

民生委員　10

【む】

無断外出　63, 129
無料　87

【め】

メモ　81, 151

【も】

妄想性誤認　61
妄想性障害　146
モニタリング　20, 171
もの盗られ妄想　59, 87, 101, 146
問題の本質　49

【や】

薬剤師　108

【ゆ】

行方不明　129
ユマニチュード®　32

【り】

リバスチグミン　127
リハビリテーション　193
利用のメリット　81

【れ】

レスパイト　105
レビー小体型認知症　42, 61
レム睡眠行動障害　40

巻末資料

① 初期集中支援依頼票
② 対象者基本情報
③ 「認知症初期集中支援チーム」の活動に関するご協力についてのお願い(依頼)
④ 「認知症初期集中支援チーム」の活動及び情報共有に関するご協力についてのお願い(依頼)
⑤ 前橋市認知症初期集中支援推進事業 主治医コメント票
⑥ 認知症初期集中支援促進事業に関する説明文書／同意書
⑦ 訪問時のチェック票
⑧ 認知症病型分類質問票43項目版(DDQ43)
⑨ 認知症初期集中支援チーム情報提供書

地域包括支援センターから支援チームへ新規ケースの申し込み（1）

① 初期集中支援依頼票

送信日：平成　年　月　日

　　包括西部　様　（FAX 027-〇〇〇-〇〇〇〇）　　　送信　2　枚

認知症初期集中支援依頼票

（注）氏名：部分的にマスキング
　　　　例）前橋 花子 → 前● ●子
　　　住所：町名まで記入

前橋市地域包括支援センター（　　　　）　　担当者（　　　　）				
氏　名		㊀男・女	年　齢	歳
住　所	前橋市〇〇町			

【確認】４０歳以上で、在宅で生活しており、かつ認知症が疑われる人または認知症の人で、以下の
　　　　ア、イのいずれかに該当する者（該当する項目に✔）

	ア．医療サービス・介護サービスを受けていない、または中断している
	① 認知症疾患の臨床診断を受けていない
	② 継続的な医療サービスを受けていない
	③ 適切な介護保険サービスに結びついていない
	④ 診断されたが介護サービスが中断している
	イ．医療サービス・介護サービスを受けているが、認知症の行動・心理症状が顕著なため対応に苦慮している。

<u>ケース概要</u>　　（★詳細は改めてチーム員が担当包括に確認。問題となっていることを簡潔に記入）

・

・

・

・

<u>誰がどんなことで困っているか。チームに対して何を要望しているか。</u>

・

・

・

<u>包括としてチームに相談したいこと</u>　　※該当する項目に☑
☐　医療につなげたい　　　☐　介護保険につなげたい　　　☐　BPSDへの対応
☐　その他（具体的に　　　　　　　　　　　）

緊急性	㊀あり・なし

(H28)

地域包括支援センターから支援チームへ新規ケースの申し込み（2）

② 対象者基本情報

対 象 者 基 本 情 報

初回記録者：包括××（担当○○）　作成日：H　年　月　日

初回相談日	平成　年　月　日（　）	来所・（電話）	紹介元：	
ふりがな 本人氏名		（男）・女	明治 大正 （昭和）	年　月　日生（　歳）
住　所	前橋市××町○○○○番地○○	TEL FAX	027-×××-××××	

自立度	障害高齢者の日常生活自立度	□自立　□J1　□J2　□A1　□A2　□B1　□B2　□C1　□C2	≪判定者≫ □ 主治医意見書 □ その他 （　　　　　　）
	認知症高齢者の日常生活自立度	□自立　□Ⅰ　□Ⅱa　□Ⅱb　□Ⅲa　□Ⅲb　□Ⅳ　□M	

認定情報	未申請／（申請中）・非該当・要支1・要支2・要介1・要介2・要介3・要介4・要介5 （有効期限：　　年　　月　　日～　　年　　月　　日）
障害等認定	
住居環境	（持ち家）／借家、戸建て／集合住宅
経済状況	国民年金・（厚生年金）・障害年金・生活保護
相談者	
住　所 連絡先	前橋市○○町○○○○番地○　　続柄 027-×××-××××
緊急連絡先	

家族構成

家族関係など状況

相談までの経緯・現状

1日の生活・過ごし方／　趣味・楽しみ・特技

主治医	病院名	医師氏名	受診疾患名	連絡先

既往歴	発症年齢	疾患名	医療機関	備　考

現在利用しているサービス

③「認知症初期集中支援チーム」の活動に関するご協力についてのお願い（依頼）

160○○○

前　介　○○

平成２８年○○月○○日

○○○○○○病院
　　神経内科　○○○○　先生

前橋市長　○○　○○
（公印省略）

「認知症初期集中支援チーム」の活動に関するご協力についてのお願い（依頼）

　日頃より本市の高齢者福祉行政についてご協力をいただきまして、厚くお礼申し上げます。
　さて本市では平成２５年８月より、厚労省が推進する「認知症初期集中支援推進事業」を実施しています。この事業は本市より委託された専門職からなる「認知症初期集中支援チーム」が認知症の人を訪問し、適切な医療・介護サービスに結びつけるための支援体制を構築することを目的としています。
　この度、同支援チームが下記支援対象者へ訪問することとなりました。後日、本事業の委託先医療機関より、経過・訪問予定日等の通知が送付されます。
　今後の本事業へのご協力を、よろしくお願いいたします。

（介護高齢課地域支援係）

記

1　支援対象者

氏　名	○○　○子（まるまる　まるこ）	生年月日	昭和　年　月　日（　歳）	性別	
住　所	前橋市○○町○○○○番地○○○○				

2　本事業についての紹介
　　本紙裏面のとおり

問い合わせ先
前橋市役所介護高齢課地域支援係（市役所２階）
（担当：○○・○○・○○）
電話　０２７－○○○－○○○○（直通）

③「認知症初期集中支援チーム」の活動に関するご協力についてのお願い(依頼)

認知症初期集中支援促進事業について

1　事業の目的
　前橋市では平成２５年８月より、厚労省が推進する「認知症初期集中支援促進事業」を実施しました。この事業は認知症になっても本人の意思が尊重され、できる限り住み慣れた地域で暮らし続けるために、認知症の人やその家族に早期に関わる「認知症初期集中支援チーム」を配備し、早期診断・早期対応に向けた支援体制を構築することを目的としています（別紙１：事業概要参照）。

2　支援内容
　この事業は専門職からなる「支援チーム」が対象者宅を訪問しアセスメント、家族支援などの初期の支援を包括的・集中的に行い、自立生活のサポートを行います。
　（別紙２：フロー図参照）

3　事業の委託先について
　この事業は前橋市（介護高齢課）が下記の医療機関に委託して行います。
　医療機関名：公益財団法人　老年病研究所
　代　表　者：理事長　髙玉　真光

4　関係機関との連係・情報共有について
　この事業を効果的に進めるためには、「支援チーム」が医療と介護に関する情報を、主治医（かかりつけ医）他関係機関と情報共有することが重要となります。
　初回訪問の前には委託先よりご通知をお送りいたします。初回訪問後、継続して支援チームが関わる必要があると判断され、本人（または家族）より本事業に関する同意書が提出された場合、写しをお送りしますのでその後の情報共有をよろしくお願いします。

5　その他
　本事業は医療保険の診療情報提供料等の対象外ですので、ご理解とご協力をお願いしたします。

③「認知症初期集中支援チーム」の活動に関するご協力についてのお願い（依頼）

別紙1

項　目	内　容
訪問対象者	４０歳以上で在宅で生活しており、かつ認知症が疑われる人又は認知症の人で、以下の１又は２のいずれかの基準に該当する者 １　医療サービス、介護サービスを受けていない者、又は中断している者で以下のいずれかに該当する者 　（１）認知症疾患の臨床診断を受けていない者 　（２）継続的な医療サービスを受けていない者 　（３）適切な介護保険サービスに結び付いていない者 　（４）診断されたが介護サービスが中断している者 ２　医療サービス、介護サービスを受けているが認知症の行動・心理症状が顕著なため、対応に苦慮している。
事業実施主体	前橋市（介護高齢課　地域支援係） ※事業の一部を適切な事業運営が確保できると認められる団体等に委託が可
事業委託先	公益財団法人　老年病研究所
認知症初期集中支援チームの配置人数と職種	１　支援チーム員 ・作業療法士２名、社会福祉士１名、看護師２名 ２　専門医２名
事業内容	《事業委託先の業務》 １　普及啓発推進事業 　　地域住民や関係機関、関係団体等に対し、支援チームの役割や機能について広報活動を行うなど、各地域の実情に応じた取り組みを行う。 ２　認知症初期集中支援の実施 　　訪問支援対象者の把握、情報収集、アセスメント、訪問の実施、チーム員会議の実施、初期集中支援の実施、関係機関との連携等 《前橋市が自ら実施する業務》 ３　認知症初期集中支援チーム検討委員会の設置 　　事業の実施に際し、医療・保健・福祉に携わる関係者等から構成される認知症初期集中支援チーム検討委員会を設置・開催すること。

市から主治医への通知(4)

③「認知症初期集中支援チーム」の活動に関するご協力についてのお願い(依頼)

別紙2

「前橋市認知症初期集中支援チーム」フロー図

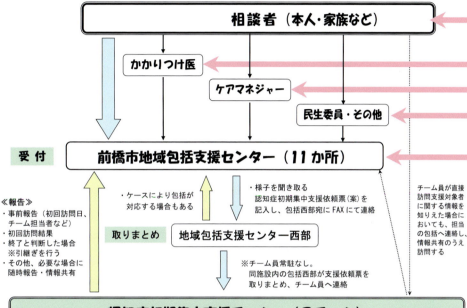

- ・訪問支援対象者の検討、優先順位の検討、訪問支援対象者について詳細確認し場合は担当包括へ詳細確認)
- ・チーム員のスケジュール管理、活動スケジュール管理、訪問日・訪問支援対象者への調整など

ア．訪問支援対象者の把握（認知症初期集中支援依頼票、直接相談等により訪問支援対象者を把握）
イ．情報収集
ウ．アセスメント：（原則）DASC、DBD13、J-ZBI8、身体の様子のチェック票
　　※その他、必要に応じて他のアセスメントツールの活用も可能
エ．初回訪問：チーム員2名以上とし、医療系職員と介護系職員それぞれ1名以上で訪問
オ．チーム員会議の開催：支援方針・支援内容、支援頻度の検討、終了の判断など
　　※専門医も含めチーム員会議を初回訪問後に行う。（その後は適宜開催）
　　※必要に応じて訪問支援対象者かかりつけ医、ケアマネ、市関係課職員等の参加を依頼
カ．初期集中支援の実施
　（ア）医療機関への受診や検査が必要な場合は、訪問支援対象者に適切な医療機関の専門受診に向けた動機付けを
　　　　行い、継続的な支援に至るまで支援を行う
　（イ）訪問支援対象者の状態像に合わせた適切な介護サービスの利用が可能となるように、必要に応じて介護サー
　　　　ビスの利用の勧奨・誘導を行う
　（ウ）認知症の重症度に応じた助言
　（エ）身体を整えるケア
　（オ）生活環境の改善　　など
キ．チームでの訪問活動等における関係機関等との連携
　　※包括職員・市保健師・かかりつけ医・認知症サポート医・介護事業者との連携をとり情報を共有
ク．初期集中支援の終了とその後のモニタリング
　　認知症初期集中支援の終了をチーム員会議で判断した場合
　　　→担当包括や担当ケアマネ等への引継ぎ　【方法】同行訪問を行う等
　　モニタリング　※支援チームは、引継ぎ後も医療や介護サービスが十分継続しているか等評価する。
　　【期間】原則、終了後2か月経過時点　【方法】訪問または電話確認、ケアマネへの聞き取り等
ケ．初期集中支援に関する記録・書類の保管
　　（訪問支援対象者に関する情報、アセスメント結果、初期集中支援内容等）

支援チームから主治医への通知

④「認知症初期集中支援チーム」の活動及び情報共有に関するご協力についてのお願い(依頼)

ID:160○○

平成　年　月　日

○○○○○○病院
○○　○○　先生　御机下

公益財団法人　老年病研究所
理事長　高玉　真光

「認知症初期集中支援チーム」の活動及び情報共有に関する
ご協力についてのお願い（依頼）

　日頃より高齢者福祉についてご協力をいただきまして、厚くお礼申し上げます。
　先日、前橋市介護保険課より本事業の協力依頼の通知（平成28年○月○日付）が届いたかと思いますが、下記の方に対して担当地域包括支援センターより「認知症初期集中支援チーム」の支援要請がありました。そのため、同支援チームが初回訪問することとなりました。
　先の通知でご説明したとおり、「認知症初期集中支援促進事業」は前橋市より委託された専門職からなる「認知症初期集中支援チーム」が認知症の人を訪問し、適切な医療・介護サービスに結びつけるための支援体制を構築することを目的としています。
　ご多忙とは思いますが、今後の貴医療機関と同支援チーム間での、支援対象者に関する相互の情報提供および共有にご協力をお願いいたします。

記

1　支援対象者

氏　名	○○　○○	生年月日	昭和　年　月　日（　歳）	性別	
住　所	前橋市○○町○○○○番地○○				

　（地域包括支援センターからの支援依頼の詳細は別紙のとおり）

2　支援チーム代表者（市からの委託先）
　公益財団法人　老年病研究所　担当チーム員：山口智晴（作業療法士）
　連絡先　：　070-○○○○-○○○○

3　初回訪問予定日　　　平成　　年　　月　　日

4　関係機関の情報共有について
　初回訪問時、本人（または家族）より「認知症初期集中支援促進事業に関する同意書（前橋市長・老年病研究所理事長あて）」が提出された場合、その写しをお送りしますので、その後の情報共有をお願いいたします。

5　支援に関するご意見・ご助言と連絡方法について
　お手数ですが、<u>訪問予定日までに</u>別紙「前橋市認知症集中支援促進事業主治医コメント票」をお送りいただけると、大変助かります。
　（注意：本事業は医療保険の診療情報提供料の対象外ですので、ご理解とご協力をお願いいたします。）

問い合わせ先
地域包括支援センター西部（担当：○○）
電話　０２７-○○○○-○○○○（直通）

主治医によるコメント票

⑤ 前橋市認知症初期集中支援推進事業 主治医コメント票

FAX送付先（包括西部）：０２７－○○○－○○○○

前橋市認知症初期集中支援推進事業

主治医コメント票

記載日：平成　　　年　　　月　　　日

医療機関：＿＿＿＿＿＿＿＿＿＿＿＿＿＿＿＿

医師氏名：＿＿＿＿＿＿＿＿＿＿＿＿＿＿＿＿

■認知症初期集中支援に関するコメント

　認知症初期集中支援チームが訪問や支援を行うにあたり留意すべき点およびチームに期待すること、その他ご意見ご助言等をご記入下さい。

　注意：本事業は医療保険の診療情報提供料の対象外です。

■認知症初期集中支援に関する連絡方法について

　今後も、支援経過の情報提供や必要情報のお問い合わせを行わせていただきたいと考えております。ご対応いただける連絡手段についてご教示下さい。（該当項目に✓・複数可）

連絡手段	連絡先（電話番号・アドレスなど）	備考（対応可能な時間帯など）
訪問		
電話		
FAX		
郵送		
メール		
その他		

　ご記入いただきまして、ありがとうございました。お手数ですが、この用紙をFAXにて前橋市地域包括支援センター○○（FAX：027-○○○-○○○○）宛にお送り下さい。
　なお、対象者さまはID番号で管理をしておりますことを申し添えます。
　今後とも、先生のご指導・ご協力のほどお願い申し上げます。

ID：160○○

認知症初期集中支援促進事業に関する説明文書

1 事業の目的
　前橋市では平成２５年８月より、厚労省が推進する「認知症初期集中支援促進事業」を実施しています。この事業は認知症になっても本人の意思が尊重され、できる限り住み慣れた地域で暮らし続けるために、認知症の人やその家族に早期に関わる「認知症初期集中支援チーム」を配備し、適切な医療・介護サービスに結びつけるための支援体制を構築することを目的としています。

2 支援内容
　この事業は専門職からなる「支援チーム」がお宅を訪問し、アセスメント、家族支援などの初期の支援を包括的・集中的に行い、自立生活のサポートを行います。

3 関係機関との情報共有について
　この事業を効果的に進めるために、「支援チーム」があなたの医療と介護に関する情報を、主治医（かかりつけ医）、担当地区の地域包括支援センター、介護支援専門員（ケアマネジャー）および介護サービス提供事業者から報告を求めることがあります。
　また、「支援チーム」があなたへの支援状況を、主治医（かかりつけ医）、担当地区の地域包括支援センター、介護支援専門員（ケアマネジャー）および介護サービス提供事業者に報告することがあります。

4 厚生労働省ほか学術機関への支援結果の報告について
　この事業の支援結果を、前橋市を経由して厚生労働省および学術機関へ報告いたします。なお、データ公表の際には個人が特定されることはありません。

5 事業の委託先について
　この事業は前橋市（介護高齢課）が、下記の医療機関に委託して行います。
　医療機関名：公益財団法人　老年病研究所
　代　表　者：理事長　高　玉　真　光
　チーム責任者：チームリーダー　山口智晴

⑥ 認知症初期集中支援促進事業に関する同意書

認知症初期集中支援促進事業に関する同意書

（あて先）
　　実施主体：前橋市長　様

　　実施機関：公益財団法人 老年病研究所
　　　　　　　理事長　高 玉 真 光　様

　私は、本事業の説明を受け趣旨を理解し、本事業に協力いたします。
　また、必要最小限の範囲内で支援チームが関係機関へ医療および介護の情報を求めることと、支援結果を関係機関および厚生労働省等へ報告または学術的に使用することに同意します。

　　　　　　　　　　　　　　　　　　　　　　平成　　年　　月　　日

　　　　　　支援対象者住所　　　　　　　　　　　　　　

　　　　　　支援対象者氏名（自署）　　　　　　　　　　

　　本人の署名が難しい場合の代筆者（ご家族等）

　　　　　　氏　名　　　　　　　　　　（続柄：　　　）

身体機能などについてのチェック票

⑦ 訪問時のチェック票

対象者：　　　　　　　　様　　　**訪問時のチェック票**　　実施日：　年　月　日

実施・記録者：

①身体機能
- 運動麻痺/失調　□なし□あり（Rigidity/Spasticity　　　　　　　　DTR　　　　）
- 筋力低下　□なし□あり（MMT　　　　　　　　　　　　　　　　　　　　　　）
- 疼痛/浮腫　□なし□あり（　　　　　　　　　）・転倒歴　□なし□あり（　　）
- 歩行障害　□なし□あり（すり足/すくみ足　最近変化？　　　　　　　　　　　）

②コミュニケーション
- 言語での基本的な意思疎通　□可能□困難（呼称は？　SD/PAの可能性？　　　　）
- 視力問題　□なし□あり（白内障？　幻視あり？　　　　　　　　　　　　　　）
- 聴力問題　□なし□あり（補聴器？　耳垢？　　　　　　　　　　　　　　　　）

③衛生状態/栄養
- 身体の清潔　□清潔□いいえ（　　　　　　　　　　　　　　　　　　　　　　）
- 衣服の清潔　□清潔□いいえ（　　　　　　　　　　　　　　　　　　　　　　）
- 家屋/室内環境の清潔　□清潔□いいえ（　　　　　　　　　　　　　　　　　）
- 痩せ/肥満　□なし□あり（最近の変化　　　　　　　　　　　　　　　　　　）
- 褥瘡の恐れ　□なし□あり（　　　　　　　　　　　　　　　　　　　　　　　）

④摂食状態
- 摂食拒否/過食　□なし□あり（　　　　　　　　　　　　　　　　　　　　　）
- 咀嚼/嚥下困難　□なし□あり（義歯適合？　むせ？　　　　　　　　　　　　）
- （食事所要時間：　　　、食事回数：　　　、食事/水分摂取量：　　　　　　　）

⑤排泄状態
- 尿失禁　□なし□あり（最近変化？　　　　　　回数/量　　　　　　　　　　）
- 便失禁　□なし□あり（最近変化？　　　　　　回数/量　　　　　　　　　　）
- 便秘　□なし□あり（いつから　　　　服薬？　　　　　　　　　　　　　　）

⑥睡眠/日中活動状況
- 睡眠に問題　□なし□あり（昼寝の有無　　　　　　　　　　　　　　　　　）
- 夜中の大声　□なし□あり（RBD？　夜間せん妄？　　　　　　　　　　　　）
- 日中の活動状況は？（　　　　　　　　　　　　　　　　　　　　　　　　　）

⑦家屋状況
- 改修必要性　□なし□あり（　　　　　　　　　　　　　　　　　　　　　　）
- 生活動線上の段差/転倒リスク

⑧本人の状況に対する家族の理解
- 認知症に対する家族の理解　□あり□なし（　　　　　　　　　　　　　　　）
-

⑨生活状況
- 1日の過ごし方（　　　　　　　　　　　　　　　　　　　　　　　　　　　）
- 趣味/楽しみ/特技
- 他人や地域との交流

病型の判別に役立つチェックリスト（1）

⑧ 認知症病型分類質問票43項目版（DDQ43）

患者様お名前　　　　　　　記入日：　　年　　月　　日
記入者お名前　　　　　　　患者様との関係

ご本人の日々の生活の様子から、あてはまるものに〇を付けてください。

	しっかりしていて、一人暮らしをするに、手助けはほぼ不要	MCI & NC
	買い物に行けば、必要なものを必要なだけ買える	
	薬を自分で管理して飲む能力が保たれている	
	この1週間～数か月の間に症状が急に進んでいる	Delirium
	お金など大切なものが見つからないと、盗られたと言う	ADD
	最初の症状は物忘れだ	
	物忘れが主な症状だ	
	置き忘れやしまい忘れが目立つ	
	日時がわからなくなった	
	できないことに言い訳をする	
	他人の前では取り繕う	
	頭がはっきりしている時と、そうでない時の差が激しい	DLB & PDD
	実際には居ない人や動物や物が見える	
	見えたものに対して、話しかける・追い払うなど反応する	
	誰かが家の中に居るという	
	介護者など身近な人を別人と間違える	
	小股で歩く	
	睡眠中に大声や異常な行動をとる	
	失神（短時間気を失う）や立ちくらみがある	
	転倒する	
	便秘がある	
	動作が緩慢になった	VD
	悲観的である	
	やる気がない	
	しゃべるのが遅く、言葉が不明瞭	
	手足に麻痺がある	
	飲み込みにくく、むせることがある	
	感情がもろくなった（涙もろい）	
	思考が鈍く、返答が遅い	
	最近嗜好の変化があり、甘いものが好きになった	FTD-bv (Fr-ADD)
	以前よりも怒りっぽくなった	
	同じ経路でぐるぐると歩き回ることがある	
	我慢できず、些細なことで激高する	
	些細なことで、いきなり怒り出す	
	こだわりがある、または、まとめ買いをする	
	決まった時間に決まったことをしないと気が済まない	
	コロコロと気が変わりやすい	
	店からものを持ち去る（万引き）などの反社会的行動がある	
	じっとしていられない	akathisia
	尿失禁がある	NPH
	ボーッとしている	
	摺り足で歩く	
	言葉が減った	Aphasia
	ものの名前が出ない	

山口晴保研究室版

認知症タイプ分類質問票　解説

　この質問票は、これだけで鑑別診断を行うものではありません。生活状況を判っている介護者が記入することで、アルツハイマー型認知症以外の認知症に気付くきっかけになることを目的にしています。

　認知症かどうかの判別には、認知症初期症状11項目質問票(SED-11Q)をお使いください。この質問票は、SED-11Qを併用することを前提に作られています。SED-11Qも山口晴保研究室のホームページからダウンロードできます。

　診察で使う場合は、稀なタイプを見落とさないことに役立ちます。チェックがついたタイプを疑うための質問票です。各タイプの確定診断には、より詳しい聞き取りや診察が必要です。

　薬物療法では、前頭葉症状(FTD)にチェックがつけば、アセチルコリンを増やす薬剤の投与で易怒性などが悪化するので注意が必要です。レビー小体型認知症(DLB)らしさがある場合は、薬剤過敏性に注意が必要です。やる気のなさ(アパシー；アセチルコリンやドパミンを増やす薬剤)とうつ(悲観的；抗うつ薬)を区別して、適切な薬剤を選んでください。

　介護施設で利用する場合は、各種疾患の特徴を捉えて、ケアに活かしてください。

略語の解説

NC	健常者
MCI	軽度認知障害(Mild cognitive impairment)
Delirium	せん妄：意識障害の一種で、症状が変動
ADD	アルツハイマー型認知症(Alzheimer disease dementia)
DLB	レビー小体型認知症(Dementia with Levy bodies)
PDD	パーキンソン病に伴う認知症(Parkinson disease dementia)
VD	脳血管性認知症(Vascular dementia)
FTD-bv	前頭側頭型認知症(Frontotemporal dementia)-行動バリアント
Fr-ADD	前頭葉症状の強いアルツハイマー型認知症(Alzheimer disease dementia)
akathisia	正座不能症状(じっとしていると足がむずむずするなど)、薬の副作用
NPH	正常圧水頭症(Normal pressure hydrocephalus)
Aphasia	失語症(失語症が主症状の意味性認知症など)

山口晴保研究室ホームページ：http://orahoo.com/yamaguchi-h/
　各種評価用紙や論文のダウンロードができます。

支援チームから主治医への情報提供

⑨ 認知症初期集中支援チーム情報提供書

認知症初期集中支援チーム　情報提供書

作成日：　　年　　月　　日

　　　　　病院　　　　　先生　御机下

前橋市認知症初期集中支援チーム
実施機関：公益財団法人　老年病研究所

この度、以下対象者様の経過についてご報告させていただきます。今後ともどうぞよろしくお願い申し上げます。

ふりがな 対象者氏名		男・女	生年月日	年　月　日（　歳）
住　所	群馬県		TEL：	
家族状況				
既往歴				
チームの介入経緯				

アセスメント結果	DASC 21：　　点（31点以上で認知症の疑い）　Zarit8：　　点　　DBD13：　　点
	認知機能面：
	身体機能面：
	生活状況：
	家族状況： 住環境： その他：

まとめ・今後の支援	
備考	この度は、主治医コメント票でのご助言ありがとうございました。ご高診・ご加療宜しくお願いいたします。
担当チーム員	

以上、簡単ですがご報告とさせていただきます。ご不明な点は、以下までお問い合わせ下さい。
前橋市認知症初期集中支援チーム（前橋市地域包括支援センター西部）
〒371-0847　前橋市大友町三丁目22-9　1階
TEL：027-〇〇〇-〇〇〇〇　FAX：027-〇〇〇-〇〇〇〇

編集者紹介

山口 晴保(やまぐち はるやす)(群馬大学・名誉教授、認知症介護研究・研修東京センター・センター長/医師)

1976年に群馬大学医学部を卒業後、群馬大学大学院博士課程修了(医学博士)。2016年9月まで群馬大学大学院保健学研究科教授を務めた。専門は認知症の医療(日本認知症学会専門医)やリハビリテーション医学(日本リハビリテーション医学会専門医)。脳βアミロイド沈着機序をテーマに30年にわたって病理研究を続けてきたが、その後、臨床研究に転向し、認知症の実践医療、認知症の脳活性化リハビリテーション、認知症ケアなどにも取り組んでいる。また、群馬県地域リハビリテーション協議会委員長として、2006年から「介護予防サポーター」の育成を進めてきた。あわせて、2005年より、ぐんま認知症アカデミーの代表幹事として、群馬県内における認知症ケア研究の向上に尽力している。日本認知症学会副理事長。

山口 智晴(やまぐち ともはる)(群馬医療福祉大学リハビリテーション学部・教授/作業療法士)

2004年に国際医療福祉大学保健医療学部を卒業後、群馬大学大学院博士課程修了(保健学博士)。大学卒業後は、日高リハビリテーション病院に作業療法士として勤務し、2009年に群馬社会福祉大学(現・群馬医療福祉大学)附属医療福祉専門学校の専任教員。2013年より群馬医療福祉大学准教授となり、前橋市認知症初期集中支援チームのチームリーダーとして運営に携わる。2018年より現職。群馬県内の高次脳機能障害者と家族と支援者の会NPO法人ノーサイドの副理事長、群馬県作業療法士会理事なども務めながら、認知機能障害のある人やその家族の地域生活支援に力を注いでいる。

【本書に関するご意見・ご感想をお寄せください】
専用メールアドレス:ninchisho@kyodo-isho.co.jp

認知症の本人・家族の困りごとを解決する 医療・介護連携の秘訣
初期集中支援チームの実践20事例に学ぶ

ISBN 978-4-7639-6028-3

2017年 3月24日 初版 第1刷 発行 ©
2018年 9月21日 初版 第2刷 発行
定価はカバーに表示

編集者 山口 晴保 + 山口 智晴
著 者 前橋市認知症初期集中支援チーム
発行者 中村 三夫
発行所 株式会社協同医書出版社
　　　　〒113-0033 東京都文京区本郷3-21-10 浅沼第2ビル4階
　　　　phone:03-3818-2361 / fax:03-3818-2368
　　　　URL:http://www.kyodo-isho.co.jp/
　　　　郵便振替 00160-1-148631
印 刷 横山印刷株式会社
製 本 有限会社永瀬製本所

JCOPY 〈(社)出版者著作権管理機構 委託出版物〉

本書の無断複写は著作権法上での例外を除き禁じられています。複写される場合は、そのつど事前に、(社)出版者著作権管理機構(電話 03-3513-6969、FAX 03-3513-6979、e-mail:info@jcopy.or.jp)の許諾を得てください.

本書を無断で複製する行為(コピー、スキャン、デジタルデータ化など)は、「私的使用のための複製」など著作権法上の限られた例外を除き禁じられています。大学、病院、企業などにおいて、業務上使用する目的(診療、研究活動を含む)で上記の行為を行うことは、その使用範囲が内部的であっても、私的使用には該当せず、違法です。また私的使用に該当する場合であっても、代行業者等の第三者に依頼して上記の行為を行うことは違法となります。